❀临床护理一本通❀

呼吸内科临床护理

主 编 丁淑贞 姜秋红

副主编 庄丽娜 吴建华 杨 晶 刘永宁
编 者（以姓氏笔画为序）

丁淑贞 马 慧 王 京 冯海莹 田其濡
刘 菊 刘永宁 孙晗潇 庄丽娜 吴建华
张 伟 张 彤 张 茹 张 斌 张晓霞
杨 晶 林朝虹 姜秋红 徐慧敏 蔡 玮

U0218727

中国协和医科大学出版社

北 京

图书在版编目（CIP）数据

呼吸内科临床护理／丁淑贞，姜秋红主编. —北京：中国协和医科大学
出版社，2016.7（2025.4 重印）.
（临床护理一本通）
ISBN 978-7-5679-0434-7

Ⅰ. ①呼…　Ⅱ. ①丁…②姜…　Ⅲ. ①呼吸系统疾病－护理
Ⅳ. ①R473.5

中国版本图书馆 CIP 数据核字（2015）第 241907 号

主　　编	丁淑贞　姜秋红
责任编辑	刘　婷
封面设计	邱晓俐
责任校对	张　麓
责任印制	黄艳霞
出版发行	中国协和医科大学出版社
	（北京市东城区东单三条9号　邮编100730　电话010-65260431）
网　　址	www.pumcp.com
印　　刷	三河市龙大印装有限公司
开　　本	710mm×1000mm　1/16
印　　张	14.75
字　　数	230千字
版　　次	2016年7月第1版
印　　次	2025年4月第4次印刷
定　　价	34.00元

前　言

护理学是将自然科学与社会科学紧密联系起来的为人类健康服务的综合性应用学科。随着医学科学的迅速发展和医学模式的转变，医学理论和诊疗护理不断进行更新，护理学科领域发生了很大的变化。"临床护理一本通"旨在为临床护理人员提供最新的专业理论和专业指导，帮助护理人员熟练掌握基本理论知识和临床护理技能，提高护理质量，是对各专科临床护理实践及技能给予指导的专业参考书。

近年来，呼吸内科医学技术飞速发展，护理服务模式明显转变，其护理知识与要求也应随之相应地提高和完善。为了促进广大呼吸内科医务人员在临床工作中更好地认识、了解呼吸内科疾病，普及和更新呼吸内科的临床及护理知识，从而满足呼吸内科专业人员以及广大基层医务工作者的临床需要，结合临床经验，我们编写了这本《呼吸内科临床护理》。

本书基本包括了呼吸内科专业的常见疾病和多发疾病，具体讲述相关疾病概述、临床表现、辅助检查、治疗原则、护理评估、护理诊断、护理措施及健康教育等内容，语言简洁，内容丰富，侧重实用性和可操作性，力求详尽准确。

本书适合呼吸内科及相关专业广大医护人员使用。

由于时间仓促，编者经验水平有限，不足之处在所难免，恳请读者批评指正。

编　者
2015 年 11 月

目　录

第一章　呼吸内科常见症状的护理

第一节　咳　　嗽

咳嗽是人体的一种保护性反射动作，是为清除气道内物质（如痰液异物）的一种突然暴发性呼气动作。呼吸道黏膜上分布着机械感受器、化学感受器和肺牵张感受器，因黏液、灰尘或异物机械刺激，毒气等化学刺激，以及支气管痉挛引起肌张力增加，都可引起咳嗽。咳嗽的动作首先是快速短促吸气，膈肌下降，声门迅速关闭，随即呼吸肌与腹肌快速收缩，使肺内压迅速上升；然后声门突然开放，肺内高压气流喷射而出，冲击声门裂缝而发生咳嗽动作与特别声响，呼吸道内的分泌物或异物等也随之排出。

引起咳嗽的三种常见刺激类型有如下。①物理性刺激：包括吸入烟雾、颗粒、气道内新生物或气管支气管外压迫、肺纤维化和肺不张所致的气道扭曲等；②炎症性刺激：包括气道炎症、气道和肺实质渗出物等；③心因性刺激：由中枢神经系统直接兴奋咳嗽中枢后发放冲动形成，无外周感受器传入。

【分类与病因】

1. 急性咳嗽

咳嗽时间<3周。普通感冒是急性咳嗽最常见的病因，其他病因包括流行性感冒、急性支气管炎、急性鼻窦炎等。

2. 亚急性咳嗽

咳嗽时间3~8周。最常见原因是感染后咳嗽、上气道咳嗽综合征（UACS）又称鼻后滴流综合征及咳嗽变异性哮喘（CVA）等。

3. 慢性咳嗽

咳嗽时间≥8周。慢性咳嗽常见病因包括：CVA、UACS、嗜酸性粒细胞性支气管炎（EB）和胃食管反流性咳嗽（GERC），这些原因占呼吸内科门诊慢性咳嗽的 70%~95%。其他病因，包括慢性支气管炎、支气管扩张、变应性咳嗽（AC）、支气管内膜结核、支气管肺癌、心理性咳嗽等。

【咳嗽的性质】

1. 干咳或刺激性咳嗽 多见于急性支气管炎、支气管哮喘、气道高反应、气管或支气管异物、支气管肿瘤、慢性喉炎、喉癌等。	**2. 湿性多痰的咳嗽** 多见于慢性支气管炎、支气管扩张、肺脓肿、空洞性肺结核等。
3. 单声微咳者 多见于喉炎、咽炎、气管炎及吸烟者等。	**4. 阵发性痉挛性咳嗽** 多见于气道异物、支气管哮喘、百日咳、支气管内膜结核及支气管肿瘤等。
5. 短促的轻咳或咳而不爽者 多见于干性胸膜炎、肺炎、胸腹部创伤或术后患者。	**6. 犬吠样咳嗽** 多见于喉头疾患、声带肿胀、气管肿瘤或气管受压等。
7. 嘶哑性咳嗽 多见于声带炎症或纵隔肿瘤压迫喉返神经所致声带麻痹。	**8. 晨间咳嗽咳痰** 多见于慢性支气管炎、上呼吸道感染及支气管扩张。
9. 夜间咳嗽 多见于 CVA、GERC、肺结核。	**10. 春秋或夏季咳嗽** 常见于 CVA，而冬季咳嗽多见于慢性支气管炎。

【咳嗽的音色】

1. 嘶哑性咳嗽 见于声带炎症、喉炎、喉结核、喉癌、纵隔肿瘤或纵隔淋巴结增大（转移性肿瘤）侵犯喉返神经。	**2. 犬吠样咳嗽** 此咳嗽为阵发性连续咳且伴有高调吸气回声，见于百日咳、气管异物、主动脉瘤或纵隔淋巴结增大或肿瘤压迫气管，亦可见于喉水肿及会厌声带肿胀、心源性咳嗽等。

3. 高音调金属音咳嗽

见于支气管结核、纵隔肿瘤、主动脉瘤或支气管癌、淋巴瘤、结节病压迫气管等。

4. 咳嗽声音低微

见于极度衰弱或声带麻痹者。

【咳嗽的伴随症状】

1. 伴高热者

多考虑急性感染性疾病、肺炎、肺脓肿、脓胸等。

2. 伴明显胸痛者

应考虑胸膜疾患，或者肺部和其他脏器疾患侵及胸膜者，如肺癌、肺炎及肺梗死等。

3. 伴咳黄痰者

多考虑支气管炎、肺炎等。

4. 伴咳大量脓痰者

多考虑肺脓肿、支气管扩张、肺囊肿继发感染等。

5. 伴大量咯血者

应考虑支气管扩张或空洞性肺结核，小量咯血或痰中带血考虑肺癌、肺结核等。

6. 伴胸闷气短者

应考虑支气管哮喘，伴活动后气短或呼吸困难者应考虑肺间质纤维化。

7. 伴咽痒、流涕鼻痒者

应考虑咽炎、变应性鼻炎。

8. 伴反酸、嗳气及腹胀者

多为胃食管反流病。

9. 伴低热、盗汗、乏力及消瘦者

多为肺结核。

【临床表现】

1. 干性咳嗽

即刺激性咳嗽，指咳嗽而无痰或痰量甚少。

2. 湿性咳嗽

常由肺部炎症、过敏、肺水肿、肿瘤、理化刺激等引起，咳嗽伴有较多痰液。痰量常提示病变程度，痰的不同性状可提示不同的病原体感染。

【体格检查】

根据原发病不同，体征各有不同，查体应详尽，着重心、肺检查，同时要注意胸部以外的疾病同样可以引起咳嗽。

1. 叩诊

肺部叩诊呈局限性浊音提示肺实变。

2. 听诊

双肺弥漫性中、小水泡音常见于急性或慢性支气管炎；双肺满布大、中、小水泡音可见于肺水肿；肺尖部局限性有响性水泡音常提示为肺结核；局限性肺下部湿啰音见于支气管扩张症。闻及呼气性哮鸣音时提示哮喘，如闻及吸气性哮鸣音，要警惕中心性肺癌、支气管内膜结核或气道异物。

【辅助检查】

1. 痰检查

痰细胞学检查可使癌细胞检查阳性率显著增高，痰中嗜酸性粒细胞增高是诊断 EB 的主要指标。

2. 影像学检查

X 线胸片是慢性咳嗽的常规检查，胸部 CT 检查有助于发现纵隔前、后肺部病变，肺内小结节、纵隔增大淋巴结及边缘肺野内较小的肿物。高分辨率 CT 有助于诊断早期间质性肺疾病和非典型支气管扩张。

3. 肺功能检查

通气功能和支气管舒张试验可帮助诊断和鉴别气道阻塞性疾病，如哮喘、慢性支气管炎和大气道肿瘤等。常规肺功能正常，可通过激发试验诊断 CVA。

4. 纤维支气管镜检查

可有效诊断气管腔内的病变，如支气管肺癌、异物、内膜结核等。

5. 食管 24 小时 pH 值监测

能确定有无胃-食管反流（GER），是目前诊断 GERC 最为有效的方法。

6. 咳嗽敏感性检查

通过雾化方式使受试者吸入一定量的刺激物气雾溶胶颗粒，刺激相应的咳嗽感受器而诱发咳嗽，并以咳嗽次数作为咳嗽敏感性的指标。常用辣椒素吸入进行咳嗽激发试验。咳嗽敏感性增高常见于 AC、EB、GERC。

7. 其他检查

外周血检查嗜酸性粒细胞增高提示寄生虫感染、变应性疾病。变应原皮试（SPT）和血清特异性 IgE 测定有助于诊断变应性疾病和确定变应原类型。

【治疗原则】

咳嗽由多种原因所致，治疗的关键在于病因治疗，镇咳药只能起到短暂缓解症状的作用。

治疗原则：①一般轻度咳嗽不需进行镇咳治疗；当单纯咳嗽是主要问题时，最好使用一个足量的作用于咳嗽反射某一特定环节的单一药物；单纯抑制无痰咳嗽，可选用美沙芬、可待因等；更有效的麻醉性镇咳药应留待于需要止痛和镇静作用时应用；②为了增加支气管分泌物和液化黏稠的支气管液体，充分水化（饮水和蒸汽吸入）有效，如单纯水化无效，可试用口服复方甘草合剂等；③为了缓解源于喉部的咳嗽，可用润喉糖浆或含片，必要时联合美沙芬有效；④对于合并明显鼻部症状的咳嗽，并用抗过敏类药物会更有效；⑤对支气管收缩合并咳嗽，推荐使用支气管扩张剂，可能还需联合应用祛痰药；对于 CVA 患者，吸入糖皮质激素更有效。

1. 中枢性镇咳药

该类药物对延髓咳嗽中枢具有抑制作用，根据其是否具有成瘾性和麻醉作用又可分为依赖性和非依赖性镇咳药。

（1）可待因

直接抑制延髓中枢，止咳作用强而迅速，具有成瘾性和抑制呼吸中枢作用，同时亦有镇痛和镇静作用。可用于各种原因所致的剧烈干咳和刺激性咳嗽，尤其是伴有胸痛的干咳。口服或皮下注射，每次 15~30mg，每天量可为 30~90mg。

（2）福尔可定

作用与可待因相似，但成瘾性较之为弱。口服每次 5~10mg。

（3）福米诺苯

新型的中枢镇咳药，镇咳作用与可待因相当，但可兴奋呼吸中枢，尚可降低痰液的黏滞性，利于咳痰。口服每次 80～160mg，每天 3～4 次。静注：40mg/次加入 25% 葡萄糖注射液 40ml 中，每天 1 次。

（4）右美沙芬

目前临床上应用最广，作用与可待因相似，但无镇痛和催眠作用，治疗剂量对呼吸中枢无抑制作用，亦无成瘾性。多种非处方性复方镇咳药物均含有本品。口服每次 15～30mg，每天 3～4 次。

（5）喷托维林

国内使用较久的镇咳药，作用强度为可待因的 1/3，同时具有抗惊厥和解痉作用。青光眼及心功能不全者应慎用。口服每次 25mg，每天 3 次。

（6）氯哌斯汀

为苯海拉明衍生物，除具有中枢镇咳作用外，亦可抑制 Hi 受体，能轻度缓解支气管平滑肌痉挛及支气管黏膜充血、水肿，间接缓解咳嗽。成人每次 10mg（儿童每次每千克体重 0.5～1mg），每天 3 次。服药后 20～30 分钟生效，作用可维持 3～4 小时。

2．外周性镇咳药

抑制咳嗽反射的感受器、传入神经、传出神经甚至效应器而发挥作用。这类药物包括局部麻醉药和黏膜保护剂。对于小儿、孕妇、老年人等不适用中枢性镇咳药物的人群，可选择性应用外周性镇咳药物。

（1）苯丙哌林

非麻醉性镇咳药，也可抑制咳嗽中枢，作用为可待因的 2～4 倍。口服每次 20～40mg，每天 3 次。

（2）莫吉司坦

非麻醉性镇咳药，作用较强。口服每次 100mg，每天 3 次。

（3）那可丁

为阿片所含的异喹啉类生物碱，作用与可待因相当，有一定呼吸兴奋作用。口服每次 15～30mg，每天 3～4 次。

（4）利多卡因

为局麻药，可麻醉呼吸道黏膜上的牵张感受器而发挥镇咳作用，尚有解除支气管痉挛作用。对顽固性咳嗽有良好的止咳效果。常用浓度 1%～2%，雾化吸入或气道分次滴入。

3. 其他镇咳药物

（1）复方镇咳药	（2）含中药的镇咳药
如复方甲氧那明（每粒胶囊含甲氧那明 12.5mg、那可丁 7mg、氨茶碱 25mg、马来酸氯苯那敏 2mg），具有解除支气管痉挛、外周性止咳、改善支气管黏膜肿胀、有利于排痰等作用，每次 1~2 粒，每天 3 次。美敏伪麻溶液（每 10ml 含右美沙芬 20mg，马来酸氯苯那敏 4mg，伪麻黄碱 60mg），用于缓解感冒及过敏引起的咳嗽、鼻塞、流鼻涕及打喷嚏等症状，成人每次 10ml，每天 3 次。	许多咳嗽药物都含有中药成分，如川贝、桔梗、甘草、鲜竹沥等。这类镇咳药对慢性、轻微的咳嗽有一定效果，对急性和严重的咳嗽效果不明显。代表药有蜜炼川贝枇杷膏、复方鲜竹沥液、复方甘草合剂等。

【护理评估】

1. 健康史	2. 身体状况
（1）诱因：询问有无受凉、粉尘吸入、服用血管紧张素转换酶抑制剂等导致咳嗽的因素。 （2）咳嗽：评估咳嗽发生的急缓、性质、出现及持续时间、有无咳嗽无效或不能咳嗽。咳嗽的发生与时间、体位也有一定的关系。咳嗽变异型哮喘常在夜间咳嗽，慢性支气管炎、支气管扩张症患者往往在清晨起床或夜间刚躺下时咳嗽加剧并咳出较多的痰液。 （3）伴随症状：咳嗽伴发热提示存在感染；咳嗽伴胸痛常表示病变已累及胸膜；咳嗽伴呼吸困难显示有肺通气和（或）换气功能的障碍。	重点检查的内容如下。 （1）生命体征及意识状态：尤其是体温、呼吸型态。 （2）营养状态及体位：有无消瘦及营养不良，是否存在强迫体位，如端坐呼吸。 （3）皮肤、黏膜：有无脱水、多汗及发绀。 （4）胸部：两肺呼吸运动的一致性，是否有肺泡呼吸音改变及异常呼吸音，有无干、湿啰音等。

3. 心理-社会状况

评估患者有无焦虑或抑郁等不良情绪反应及其对患者日常生活和睡眠造成的影响。

【护理诊断】

1. 清理呼吸道无效

与呼吸道分泌物过多、痰液黏稠滞留呼吸道或患者疲乏、胸痛、意识障碍导致咳嗽无效、不能或不敢咳嗽有关。

2. 有窒息的危险

与意识障碍、呼吸道分泌物阻塞大气道有关。

3. 焦虑

与剧烈咳嗽、咳痰不畅影响休息、睡眠，病情加重有关。

【护理措施】

1. 注意咳嗽的性质、出现时间及音色，因为这些与疾病有密切关系。急性发作的刺激性干咳多是由上呼吸道炎症引起；长期晨间咳嗽多见于慢性咽炎或吸烟者；带金属音的咳嗽，常见于支气管管腔狭窄或受压，应警惕肺癌的可能；变换体位时的咳嗽，常见于支气管扩张、肺脓肿等。故注意细节，并准确地向医生表达，有助于医师对疾病进行准确的判断。

2. 注意有无伴随症状：有无发热、胸痛、呼吸困难、烦躁不安等表现。

3. 保持室内空气新鲜，温湿度适宜，避免粉尘和烟雾刺激。

4. 咳嗽伴有脓痰者，应注意漱口，随时清除口腔异味，保持口腔清洁。

5. 痰液黏稠不易咳出时，要多饮水，并遵从医嘱做雾化吸入或口服化痰药。

6. 注意休息，频繁咳嗽时往往会消耗体力，患者会感到疲乏，应注意休息。

7. 注意饮食，避免进食辛辣食物，以免刺激引起咳嗽。应给予高营养、高维生素食物。

【健康教育】

绝大部分咳嗽是由于呼吸道疾病引起的，因此预防呼吸道疾病是防止咳嗽的关键。预防措施如下。

1. 加强锻炼，多进行户外活动，提高机体抗病能力。

2. 气候转变时及时增减衣服，防止过冷或过热。

3. 少去拥挤的公共场所，减少感染机会。

4. 经常开窗，流通新鲜空气。家人有感冒时，室内可用醋熏蒸消毒，防止病毒感染。

5. 及时接受预防注射，减少传染病发生。

6. 感冒流行期间可服中药预防，如金沸草散加减。金沸草 10g、前胡 10g、荆芥 10g、细辛 3g、生姜 6g、法半夏 10g、杏仁 10g、桔梗 6g、枇杷叶 10g。

第二节 咳 痰

痰是气管、支气管的分泌物或肺泡内的渗出液。在呼吸道的反复感染、异物、过热过冷的空气、刺激性气体、过敏因素等的刺激下，气管、支气管或肺泡分泌大量痰液，通过咳嗽的动作排出即为咳痰。

【常见原因】

1. 呼吸道疾病

上呼吸道感染、慢性支气管炎、肺炎、肺结核、支气管肺癌、支气管扩张、肺脓肿、职业性肺疾病、肺过敏性疾病等。

2. 心脏疾病

主要由左心功能不全引起的肺淤血、肺水肿所致。

【痰的性状】

1. 黏液性痰

痰质黏稠，无色透明或稍白。多见于支气管炎、支气管哮喘、肺炎球菌肺炎的初期。

2. 脓性痰

痰呈脓性，为黄色或绿色，质黏稠，有的带有臭味。常见于化脓性支气管炎，支气管扩张，肺脓肿，脓胸或肝、脊椎、纵隔脓肿溃穿肺部造成的支气管瘘等。

3. 黏液脓性痰

痰液性状介于黏液性痰和脓性痰之间，痰内除黏液外有一部分脓，呈黄白色，富黏性，常见于支气管炎、肺结核、肺内炎症等。

4. 浆液性痰和泡沫状痰

痰液稀薄而多泡沫，常见于肺水肿、细支气管肺泡癌等。

5. 血性痰

痰内带有血液，血液多少不一，少者为血丝状痰，多者可为全血痰。常见于肺癌、肺结核、肺梗死、支气管扩张等。

6. 清水样痰伴有"粉皮"样囊壁

是肺包囊虫病临床诊断的重要依据。

【痰量】

痰量多的疾病有肺水肿、肺脓肿、支气管扩张、肺泡细胞癌、脓胸或肝脓肿形成支气管瘘等。检查痰量一般以 24 小时为准，痰量增多反映支气管和肺的炎症进展；痰如果不能顺利排出，临床上虽表现为痰量减少，实际上病情仍在发展，中毒症状也会加重。

【痰的气味】

一般的痰无臭味，放置时间长时由于痰内细菌的分解作用产生臭味。厌氧菌感染时，痰有恶臭，见于肺脓肿、支气管扩张、支气管肺癌的晚期等。

【痰的颜色】

1. 无色透明或灰白色黏液痰

见于正常人、支气管黏膜轻度炎症。

2. 黄色或绿色黏痰

提示呼吸道存在化脓性感染。

3. 绿色痰

常见于黄疸、吸收缓慢的肺炎球菌肺炎、肺部铜绿假单胞菌感染等。

4. 血性痰

见于肺癌、肺结核、支气管扩张等。

5. 铁锈色痰	6. 粉红色或血性泡沫痰
见于肺炎球菌肺炎。	见于急性肺水肿。
7. 红褐色或巧克力色痰	8. 果酱样痰
见于阿米巴肝脓肿溃穿入肺内引起的肺阿米巴病。	见于肺吸虫病。
9. 灰色或黑色痰	10. 棕色痰
见于各种尘肺如煤尘肺等。	见于肺梗死、肺含铁血黄素沉着症。

【痰的伴随症状】

1. 咳痰伴高热者应考虑肺炎、肺脓肿。伴胸痛者应注意肺部病变波及胸膜者，如肺炎、肺癌、肺梗死等。

2. 长期接触有害粉尘史时应考虑相应的尘肺。

3. 咳粉红色泡沫痰伴呼吸困难者应注意急性肺水肿。

4. 40 岁以上男性且有长期吸烟史者，咳血性痰应警惕肺癌的可能。

【临床表现】

咳痰的临床表现多种多样，应注意痰液的颜色、气味、黏稠度及有无分层。铁锈色痰多见于大叶性肺炎；白色泡沫痰或黏液样痰多见于慢性支气管炎；黄脓性痰多见于呼吸道细菌感染性疾病；脓痰量多且臭，静止后呈分层状，多见于支气管扩张、肺脓肿；粉红色泡沫状痰多见于肺水肿。

【体格检查】

咳痰患者肺不张时气管可移向患侧。锁骨上淋巴结增大考虑肺癌的可能。肺尖部叩诊浊音要注意肺结核，下胸部叩诊浊音多考虑肺部炎症或胸腔积液。肺部任何部位的局限性啰音提示肺部炎症或空洞，局限性肺上部细湿啰音提示肺结核，局限性下野持续存在的中等湿啰音考虑支气管扩张。双侧散在哮鸣音提示支气管哮喘，单侧散在干湿啰音提示慢性支气管炎等。

【辅助检查】

1. 显微镜检查

可进行白细胞、嗜酸性粒细胞、色素细胞、细菌、寄生虫、真菌、癌细胞等检查。如发现支气管管型、肺石、硫黄颗粒等分别对诊断肺炎球菌肺炎、肺结核和肺放线菌病有帮助，夏兰晶体对诊断支气管哮喘症有帮助。

2. 微生物培养

可进行细菌包括抗酸杆菌、真菌等培养，鉴别病原菌，同时做药敏试验，以指导临床对抗生素的合理选择。

3. 胸部X线或CT检查

是心肺疾病的重要诊断手段，能诊断大部分肺部疾病，必要时经CT引导下进行经皮肺活检进一步诊断。

4. 纤维支气管镜检查

对怀疑肺癌者应做该项检查。有时需要在纤维支气管镜下用双套管吸取或刷取肺深部细支气管的分泌物，做病原菌培养，必要时可行支气管肺泡灌洗。

5. 超声检查

可行心脏、胸腔、腹部超声检查帮助诊断。

【治疗原则】

咳痰要有正确方式，先用鼻深吸气，然后放松用嘴呼气，重复1~2次，再深吸气，在吸气末收缩腹部用力咳嗽。同时为使咳嗽更加有效，可以喝一杯热饮，湿化痰液，因为充足的水分可以使痰液变稀，从而更易咳出。

多痰或者痰液黏稠的情况应选择祛痰药，祛痰药可以使痰液黏稠度降低，易于咳出，或加速呼吸道黏膜纤毛运动，使痰液的转运功能改善的药物，间接镇咳平喘，有利于防止继发感染。药物的选择要根据痰液的性状选用。

痰液为灰白色黏痰时，除治疗原发病外，可选用复方棕色合剂、蜜炼川贝枇杷膏等。痰液稠厚难以咳出时，可选用乙酰半胱氨酸、胰蛋白酶、氨溴索、标准桃金娘油肠溶胶囊等，可使痰中黏蛋白分解，从而使痰液变得稀薄，易于咳出。后两种药物还能促进纤毛运动及保护支气管黏膜。必要时可用雾化吸入的方法，如用生理盐水或1%~3%碳酸氢钠溶液进行氧气或超声雾化，或用氨溴索或乙酰半胱氨酸等氧气或超声雾化。痰液为黄色或绿色脓液时，说明伴有感染，故除选用止咳化痰药外，尚需添加抗生素，同时应加强体位引流，如拍背等。

【护理评估】

1. 健康史

（1）诱因：询问有无受凉、粉尘吸入、服用血管紧张素转换酶抑制剂等导致咳嗽的因素。

（2）咳痰：评估痰液的颜色、性质、量、气味和有无肉眼可见的异物等。慢性咳嗽伴咳痰常见于慢性支气管炎、支气管扩张症、肺脓肿和空洞型肺结核等。痰液颜色改变常有重要意义，黄绿色脓痰常为感染的表现；肺结核、肺癌、肺梗死出血时，因痰中含血液或血红蛋白而呈红色或红棕色；铁锈色痰可见于肺炎球菌肺炎；红褐色或巧克力色痰考虑阿米巴肺脓肿；粉红色泡沫痰提示急性肺水肿；砖红色胶冻样痰或带血液者常见于克雷伯杆菌肺炎。痰有恶臭味是厌氧菌感染的特征。痰量少时仅数毫升，多可达数百毫升，一般将24小时痰量超过100ml定为大量痰。痰液黏稠难以咳出时要警惕患者是否有体液不足，痰量原来较多而突然减少，伴发热，可能为支气管引流不畅所致。

2. 身体状况

重点检查的内容有：①生命体征及意识状态：尤其是体温、呼吸型态；②营养状态及体位：有无消瘦及营养不良，是否存在强迫体位，如端坐呼吸；③皮肤、黏膜：有无脱水、多汗及发绀；④胸部：两肺呼吸运动的一致性，是否有肺泡呼吸音改变及异常呼吸音，有无干、湿啰音等。

3. 心理-社会状况

评估患者有无焦虑或抑郁等不良情绪反应及其对患者日常生活和睡眠造成的影响。

【护理诊断】

1. 清理呼吸道无效

与呼吸道分泌物过多、痰液黏稠滞留呼吸道或患者疲乏、胸痛、意识障碍导致咳嗽无效、不能或不敢咳嗽有关。

2. 有窒息的危险

与意识障碍、呼吸道分泌物阻塞大气道有关。

3. 焦虑

与剧烈咳嗽、咳痰不畅影响休息、睡眠，病情加重有关。

【护理措施】

1. 深呼吸和有效咳嗽

适用于神志清醒，一般状况良好、能够配合的患者，有利于气道远端分泌物的排除。指导患者掌握有效咳嗽的正确方法如下。

（1）患者尽可能采用坐位，先进行深而慢的呼吸5~6次，其后深吸气至膈肌完全下降，屏气3~5秒，继而缩唇，缓慢地通过口腔将肺内气体呼出，再深吸一口气后屏气3~5秒，身体前倾，从胸腔进行2~3次短促有力的咳嗽，同时收缩腹肌，或用手按压上腹部，帮助痰液排出。也可让患者取俯卧屈膝位，借助膈肌、腹肌收缩，增加腹压，咳出痰液。

（2）经常变换体位，有利于痰液的咳出。

（3）对胸痛不敢咳嗽的患者，应避免因咳嗽加重疼痛。如胸部有伤口可用双手或枕头轻压伤口两侧，可避免咳嗽时胸廓扩展牵拉伤口而引起疼痛。

2. 吸入疗法

适用于痰液黏稠和排痰困难者。通常是在湿化的同时加入药物以雾化方式吸入，可在雾化液中加入痰溶解剂、抗生素、平喘药等，达到祛痰、止咳、平喘的作用。

3. 胸部叩击

适用于久病体弱、长期卧床、排痰无力者。禁用于未经引流的气胸、肋骨骨折、有病理性骨折史、咯血、低血压及肺水肿的患者。方法：患者取侧卧位或在他人协助下取坐位；叩击者双手手指弯曲并拢，使掌侧成杯状，以手腕力量从肺底自下而上、由外向内、迅速而有规律地叩击胸壁，每分钟120~180次，或运用振肺排痰仪进行排痰治疗。

4. 机械吸痰

适用于无力咳出黏稠痰液、意识不清或排痰困难者。可经患者的口、鼻、气管插管或气管切开处进行负压吸痰。注意事项：①每次吸引时间小于15秒，两次吸痰间隔大于3分钟；②吸痰动作要迅速、轻柔，将不适感降至最低；③在吸痰前中后适当提高吸入氧的浓度，避免吸痰引起低氧血症；④严格无菌操作，避免呼吸道交叉感染。

【健康教育】

1. 养成良好的生活习惯，不抽烟。

2. 必须在重油烟处工作的人，尽量保护好自己，比如戴上口罩，定时出去呼吸一些新鲜空气。

3. 有过敏史者，要尽量避免与过敏源接触。

第三节 发 热

发热是指致热源直接作用于体温调节中枢、体温中枢功能紊乱或各种原因引起的产热过多、散热减少，导致体温升高超过正常范围的情形。

每个人的正常体温略有不同，受许多因素，如时间、季节、环境、月经等的影响。正常成年人清晨安静状态下的口腔温度在36.3~37.2℃；肛门内温度36.5~37.7℃；腋下温度36.0~37.0℃。

【发热类型】

1. 按温度高低（腋窝温度）分

①低热型（<38℃）；②中度热型（38.1~39℃）；③高热型（39.1~40℃）；④超高热型（>40℃）。

2. 按体温曲线形态分

稽留热、弛张热、间歇热、波状热、回归热、不规则热等热型。形成机制尚未完全阐明，大多认为热型与病变性质有关。决定病变性质的因素为内生致热原产生的速度和量及释放入血的速度，这些均影响体温调定点上移的高度和速度。

3. 按发热时间分

①急性发热：热程小于2周；②长期发热：热程超过2周且多次体温在38℃以上；③周期热：反复发热。

【病因及临床表现】

在正常情况下，人体的产热和散热保持着动态平衡。由于各种原因导致产热增加或散热减少，则出现发热。发热很少是单一病理过程，临床表现复杂。一般认为急性发热病因中感染占首位，其次为肿瘤、血管炎-结缔组织病。这三类病因所占比例高达90%。不明原因发热约占10%，诊断需符合以下三点：①发热时间持续3周或3周以上；②体温多次高于38.3℃；③经1周以上完整的病史询问、体格检查和常规实验室检查后仍不能确诊。

临床医疗中通常将发热分为感染性和非感染性两大类。

1. 感染性发热

可以表现为急性、亚急性或慢性发热。病原体可以是病毒、细菌、支原体、立克次体、螺旋体、真菌、寄生虫等。患者除发热外，还有全身毒血症状。

2. 非感染性发热

主要原因有：无菌性坏死物质的吸收；抗原-抗体反应；内分泌代谢障碍；皮肤散热减少，体温调节中枢功能失常，高热无汗是其特点，包括物理性（如中暑）、化学性（如重度安眠药中毒、药物热等）、机械性（如脑出血、脑震荡、颅骨骨折等）；功能性发热，包括原发性低热、感染后低热、夏季热、生理性低热等。

非感染性发热具有下列特点：热程长，多超过2个月，热程越长，可能性越大；长期发热一般情况好，无明显中毒症状；无贫血、无痛性多部位淋巴结增大、肝脾大等。

【不明原因发热的诊断标准】

不明原因发热的诊断需符合以下3点：

1. 发热时间持续3周或3周以上。

2. 体温多次高于38.3℃。

3. 经过1周或1周以上完整的病史询问、体格检查和常规实验室检查后仍不能确诊。

【起病方式与常见疾病的关系】

1. 急性发热	2. 缓慢发热
常见于大叶性肺炎、沙门菌感染、败血症、细菌性肝脓肿、急性胆囊炎、急性肾盂肾炎、产后毒血症、流感、疟疾、细菌性心内膜炎、骨髓炎、中暑。	常见于结核、伤寒、副伤寒、癌肿、结缔组织病。

【热型与常见疾病的关系】

1. 稽留热	2. 弛张热
常见于大叶性肺炎、伤寒、斑疹伤寒及粟粒型肺结核。	常见于败血症、风湿热、重症肺结核、化脓性感染等。
3. 间歇热	**4. 回归热**
常见于疟疾、急性肾盂肾炎等。	常见于回归热、霍奇金病、周期热等。
5. 波状热	**6. 不规则热**
常见于布鲁菌病。	常见于结核病、风湿热、支气管肺炎、细菌性心内膜炎。

【辅助检查】

发热需要根据具体情况并结合临床表现分析判断，如血常规、尿常规、病原体检查（直接涂片、培养、特异性抗原抗体检测、分子生物学检测等）、X 线、B 超、CT、MRI、ECT 检查，组织活检（淋巴结、肝、皮肤黏膜）、骨髓穿刺等。

【治疗原则】

不严重的暂时发热一般不需要治疗，原因如下：①发热在一定范围内可有力增强免疫系统功能，可缩短疾病时间，增强抗生素的效果，使感染传染性降低；②观察发热的变化可帮助医生和患者监测病情变化，根据热型协助诊断和指导治疗方案的调整；③治疗发热虽然能减少患者的不适，但一般不会加速痊愈过程。

发热本身不是疾病，而是一种症状。不严重的暂时发热不一定需要治疗。对于心脏病患者和年老体弱的患者，因发热会增加心跳和新陈代谢，应考虑及时解除发热症状。

高热原则上应先物理降温，常用方法包括酒精擦浴，冰袋敷头和颈部或者腹股沟大动脉处等。物理降温不理想的发热可考虑使用药物辅助。发热时体液丢失增多，应及时补充，包括多饮水，或者输液。

常用的口服解热药物包括阿司匹林、对乙酰氨基酚、布洛芬等。中成药有紫雪散、感冒退热冲剂。

【护理评估】

1. 健康史

评估患者是否有过发热的病史。

2. 身体状况

（1）评估体温、脉搏、呼吸、血压，注意热型病程及伴随的症状，观察皮肤有无出疹、出血点、麻疹、黄染等。

（2）评估患者意识状态。

（3）评估患者皮肤的温度、湿度及弹性。

3. 心理-社会状况

评估发热引起的心理反应，如恐惧、紧张、不安，或由于持续高热引起不明确诊断可引起的焦虑，或因住院经济负担过重造成的心理压力。

【护理诊断】

1. 体温过高

与感染有关，与手术损伤有关，与环境温度过高有关。

2. 体液不足

与发热后热量不足和出汗过多有关。

3. 营养失调：低于机体需要量

与长期发热、代谢率增高和摄入不足有关。

4. 潜在并发症

惊厥。

【护理措施】

1. 体温监测

应注意对高热患者体温的监测。每 4 小时测量体温 1 次，待体温恢复正常 3 天后可减至每日测体温 2 次；同时密切观察其他生命体征，如有异常情况，应立即通知医师。

2. 降温

用冰袋冷敷头部，体温>39.5℃时进行乙醇擦浴或药物降温，降温半小时后测体温并记录。

3. 补充营养和水分

高热时，由于迷走神经兴奋降低，使胃肠活动及消化吸收降低；而另一面，分解代谢增加，营养物质大量消耗，引起消瘦、衰弱和营养不良。因此，应供给高热量、高蛋白质的流质或半流质饮食；并鼓励患者进食，对不能进食者，必要时用鼻饲补充营养，以弥补代谢之消耗。高热可使其机体丧失大量水分，应鼓励患者多饮水，必要时，由静脉补充液体、营养物质和电解质等。

4. 加强口腔护理

长期发热患者，唾液分泌减少，口腔内食物残渣易于发酵、促进细菌繁殖，同时由于机体抵抗力低下及维生素缺乏，易于引起口腔溃疡，应加强口腔护理，减少并发症的发生。

5. 休息

高热患者由于新陈代谢增快，消耗大而进食少，体质虚弱，应卧床休息减少活动。

6. 皮肤护理

患者在退热过程中往往大量出汗，应加强皮肤护理，及时擦干汗液并更换衣物及床单以防感冒。

7. 症状观察

高热患者体温骤降时，常伴有大量出汗，以致造成体液大量丢失，年老体弱及心血管疾病患者极易出现血压下降、脉搏细速、四肢冰冷等虚脱或休克表现，应密切观察。一旦出现上述情况，应立即配合医师及时处理，不恰当地使用退热药，可出现类似情况，应慎用。

8. 饮食护理

（1）发热期间选用营养高易消化的流质，如豆浆、藕粉、果泥和菜汤等。

（2）体温下降病情好转，可改为半流质，如面条、粥，配以高蛋白质、高热量菜肴，如豆制品、蛋黄等以及各种新鲜蔬菜。

9. 药物降温护理

（1）根据医嘱使用降温药物，了解降温药物作用、不良反应及注意事项等，避免不良反应及过敏反应的发生。

（2）患者使用药物降温后，要密切观察降温的效果及其他不良反应，如体温、脉搏、血压的变化，出汗的情况以及有无不适主诉，有无脱水症状，有无皮疹等。防止体温突然下降，出汗过多而导致虚脱，尤其要注意年老体弱、婴幼儿患者。

（3）药物降温后，应在 30 分钟后复测体温，若体温逐渐下降，说明降温效果好，同时应注意观察有无体温骤降、大量出汗、体弱无力等现象。如有以上虚脱表现应及时通知医师并给予保温，饮热开水，严重者遵医嘱给予静脉输液。

（4）药物降温后应鼓励患者多饮水，如出汗较多者及时更换衣物及床单，保持皮肤清洁干燥，注意保暖。

第四节 胸 痛

胸痛是临床上的常见症状，是指颈与胸廓下缘之间的疼痛，它不仅见于呼吸系统疾病，也可见于消化系统、心血管系统、神经系统以及胸壁组织的病变。不同部位、器官以及不同疾病引起的胸痛的性质及伴随症状和发生的时间不尽相同。

【常见原因】

1. 肺及胸膜病变

如胸膜炎、脓胸、气胸、血胸或胸膜肿瘤；或累及胸膜的肺部疾病，如肺炎、肺栓塞、晚期肺癌等。

2. 胸壁疾病

如皮下蜂窝织炎、带状疱疹、肋间神经炎、流行性胸痛、肌炎和皮肌炎、肋骨骨折、强直性脊柱炎等这些疾病，累及或刺激了肋间神经和脊髓后根传入神经引起疼痛。

3. 胸腔脏器疾病

主要通过刺激支配心脏和血管的感觉神经，支配气管、支气管和食管迷走神经感觉纤维引起胸痛，累及胸膜的病变则主要通过壁层胸膜的痛觉神经。

（1）心血管疾病：如心绞痛、急性心肌梗死、心肌炎、急性心包炎、夹层动脉瘤、肺栓塞、肺梗死。

（2）呼吸系统疾病：如胸膜炎、气胸、肺炎、肺癌等。

（3）纵隔疾病：如纵隔炎、纵隔气肿、纵隔肿瘤、反流性气管炎、食管裂孔疝、食管癌等。

4. 其他相邻部位疾病

肝脓肿、膈下脓肿、脾梗死等可引起牵涉性胸痛。

【呼吸系统疾病所致胸痛的共同特点】

呼吸系统疾病所致胸痛的共同特点是：①常伴有咳嗽、咳痰等呼吸系统的常见症状；②胸痛常因咳嗽或深呼吸而加剧；③胸壁局部没有压痛；④伴有原发病的症状、体征；⑤胸部体格检查与 X 线检查常可发现相应病变。

【临床表现】

1. 胸痛的部位

胸壁皮肤炎症在患处皮肤出现红、肿、热、痛等改变。带状疱疹呈多数小水疱群，沿神经分布，不越过中线，有明显的痛感。流行性肌痛时可出现胸、腹部肌肉剧烈疼痛，可向肩部、颈部放射。非化脓性肋软骨炎多侵犯第1、第2肋软骨，患部隆起、疼痛剧烈，但皮肤多无红肿。心绞痛与急性心肌梗死的疼痛常位于胸骨后或心前区。食管疾患、膈疝、纵隔肿瘤的疼痛也位于胸骨后。自发性气胸、急性胸膜炎、肺梗死等常呈患侧的剧烈胸痛。

2. 胸痛的特征

心绞痛为闷痛伴有窒息感，休息或含硝酸甘油可缓解，而心肌梗死的疼痛则更为剧烈，伴有恐惧和濒死感，同时有大汗、血压下降和休克。肋间神经痛为阵发性灼痛和刺痛。肌痛则常呈酸痛。骨痛呈酸痛或锥痛。食管炎、膈疝常呈灼痛或灼热感。胸膜疼痛常在深呼吸和咳嗽时加重。主动脉瘤侵蚀胸壁时呈锥痛。原发性肺癌、纵隔肿瘤可有胸部闷痛。

3. 影响胸痛的因素

心绞痛常于用力或精神紧张时诱发，呈阵发性，含服亚硝酸甘油片迅速缓解。心肌梗死常呈持续性剧痛，虽含服硝酸甘油片仍不缓解。心脏神经官能症所致胸痛则常因运动反而好转。胸膜炎、自发性气胸、心包炎的胸痛常因咳嗽或深呼吸而加剧。过度换气综合征则用纸袋回吸呼气后胸痛可缓解。

4. 伴随症状

胸痛的伴随症状，有提示诊断的意义。如伴咳嗽，常见于气管、支气管胸膜疾病；伴吞咽困难，常见于食管疾病；伴咯血，常见于肺结核、肺梗死、原发性肺癌；伴呼吸困难，常见于大叶性肺炎、自发性气胸、渗出性胸膜炎、过度换气综合征等。

【体格检查】

体格检查必须详细，胸壁疾患一般通过视诊和触诊即可诊断。叩诊浊音或实音应考虑到肺炎、肺梗死、肺癌、胸膜间皮瘤等；叩诊鼓音则考虑气胸。心绞痛及心肌梗死者心界正常或增大，心率增快听诊有异常发现等。腹部脏器疾患则有相应腹部体征。

【辅助检查】

1. 血常规检查

为例行检查，白细胞增高对于感染性疾病引起的胸痛有帮助。

2. 心肌酶谱的检查

对于鉴别心梗有重大意义。

3. 胸部 X 线、CT、心电图、超声心动图，纤维支气管镜，胸腔镜等检查

都是必要的检查手段。

【诊断标准】

胸痛伴随下列症状，有提示诊断的意义：

1. 伴咳嗽，常见于气管、支气管胸膜疾病。
2. 伴吞咽困难，常见于食管疾病。
3. 伴咯血，常见于肺结核、肺梗死、原发性肺癌。

4. 伴呼吸困难，常见于大叶性肺炎、自发性气胸、渗出性胸膜炎、过度换气综合征等。

5. 心绞痛、心肌梗死常发病于高血压、动脉硬化的基础上。

【治疗原则】

胸痛依病因不同，处理原则及具体手段均不同。胸痛的剧烈程度不一定与病情轻重相平行。镇痛只是初步手段，关键是针对原发病的治疗。可应用的手段包括卧床休息、物理治疗、镇痛药物及抗焦虑药物等。

【护理评估】

1. 身体状况

首先须准确评估患者疼痛状况，以提高镇痛效果。

（1）评估主观资料：如患者主诉疼痛的部位、时间（有无变化规律）、性质、强度、影响疼痛的因素及既往采用的镇痛方法及效果。

（2）评估客观资料：如有无脉搏加快、血压上升、呼吸短促、出汗。

（3）评估疼痛对患者生活状态的影响：如是否影响患者睡眠时间和质量、饮食、活动、休息等。

2. 心理-社会状况

疼痛是患者的主观感受。疼痛刺激相同，但个体反应程度可能不同，而且其感受疼痛的程度与患者的心理情绪、以往经历有关。

【护理诊断】

1. 疼痛：胸痛

与心肌梗死引起心肌缺血有关，与胸膜炎症刺激有关。

2. 潜在并发症

心律失常、心源性休克。

【护理措施】

1. 休息与体位

一般胸痛患者可适当活动；如有发热、咯血、气胸，则应卧床休息并采用舒适的半坐卧位或坐位；胸膜炎、肺炎患者可取患侧卧位以减轻疼痛。

2. 缓解疼痛

（1）适当使用镇痛药物或镇静药。

（2）疼痛局部肋间神经封闭治疗。

（3）用分散注意力的方法减轻疼痛，如听音乐、看杂志。

（4）胸膜炎、肺炎患者可在呼气末用1.5cm的胶布粘贴患侧胸部，使患侧胸部固定，以减低呼吸幅度而减轻疼痛。

第五节　咯　　血

咯血是指喉部以下的呼吸器官出血经咳嗽动作从口腔排出。咯血可分痰中带血、少量咯血（每日咯血量<100ml）、中等量咯血（每日咯血量100~500ml）和大咯血（100~500ml/次或>500ml/24h）。

超过100种以上的疾病可引起咯血，包括很多系统疾病。呼吸系统疾病中引起咯血的常见病有：支气管炎、支气管扩张、肺结核、肺炎、肺癌、肺脓肿、矽肺等。较少见的疾病有：肺吸虫病、肺包虫病、肺阿米巴病等。

【常见原因及临床表现】

1. 情绪方面

情绪急剧变化可加快心脏搏动和血液循环，血压和肺内压升高，致使受损伤血管破裂而出现咯血。

2. 运动方面

大量运动或剧烈咳嗽，可造成肺活量及肺内动脉压上升，使血管破裂，引起咯血。

3. 气候方面

当气候出现过冷、过热、忽冷、忽热时咯血的患者也相应增多。这可能与血管张力的变化以及血管脆性的增加有关。

4. 疾病方面

（1）呼吸系统疾病：肺结核、支气管扩张、肺癌、肺脓肿、慢性支气管炎、肺炎、肺真菌病、尘肺等，其临床表现主要有胸痛、呼吸困难、咳嗽、咳痰偶有血痰或咯血。

（2）心血管系统疾病：风湿性心脏病、二尖瓣狭窄、肺栓塞、肺动静脉瘘。

（3）全身性疾病及其他原因：血液病和其他急性传染病。

【咯血与呕血的鉴别】

表 1-1 咯血与呕血的鉴别诊断

咯血特点	呕血特点
咯出	呕出
常混有痰	常有食物及胃液混杂
泡沫状，色鲜红	无泡沫，呈暗红色或棕色
呈碱性反应	呈酸性反应
有肺或心脏疾病史	有胃病或肝硬化病史
咯血前喉部瘙痒，有"忽忽"声	呕血前常上腹不适及恶心，并有眩晕感
除非经常咽下，否则粪便无改变	粪便带黑色或呈柏油状
咯血后持续有少量血痰数天	无血痰

【咯血量的确定】

1. 小量咯血

24 小时咯血<100ml。多见于肺结核、肺炎、肺癌、肺栓塞、肺脓肿及肺血管炎等。

2. 中量咯血

24 小时咯血 100~500ml。多见于肺结核、支气管扩张、二尖瓣狭窄等。

3. 大量咯血

24 小时咯血>500ml（也有人认为一次咯血>100ml 即为大咯血）。可见于空洞型肺结核、支气管扩张和二尖瓣狭窄或动脉瘤破裂等。

【出血部位的确定】

可根据病史、体检、X 线胸部检查结果初步判断咯血来源部位。当胸部 X 线检查尚未能进行时，应详细询问病史并查体，以尽早明确出血部位。如咯血开始时，一侧肺部呼吸音减弱或（及）出现啰音，对侧肺野呼吸音良好，常提示出血即在该侧。二尖瓣舒张期杂音有利于风湿性心脏病的诊断；在局限性肺及支气管部位出现喘鸣音，常提示支气管腔内病变，如肺癌或异物；肺野内血管性杂音支持动静脉畸形；杵状指多见于肺癌、支气管扩张症及肺脓肿；锁骨上及前斜角肌淋巴结增大多提示转移癌等。

【病因诊断】

可综合病史、体检、实验室检查和特殊检查结果，明确咯血的病因诊断。

1. 咯血的颜色对临床疾病诊断有辅助意义

①支气管扩张咯血为鲜红色；②典型大叶性肺炎咯血为铁锈色；③肺栓塞时咳黏稠的暗红色血痰；④二尖瓣狭窄合并肺淤血时咯血一般为暗红色。

2. 咯血的伴随症状有助于鉴别原发病

①如伴发热，可见于肺结核、肺炎、肺脓肿、肺出血型钩端螺旋体病、流行性出血热、支气管癌等；②伴胸痛，可见于大叶性肺炎、肺梗死、肺结核、支气管肺癌等；③伴呛咳，可见于支气管肺癌、支原体肺炎等；④伴皮肤黏膜出血，可见于钩端螺旋体病、流行性出血热、血液病、结缔组织病等；⑤伴黄疸，可见于钩端螺旋体病、大叶性肺炎、肺梗死等。

【辅助检查】

1. 三大常规

血红蛋白、红细胞计数、血细胞比容及其动态变化，血小板计数，尿检中有无红白细胞，大便隐血等。咯血患者应第一时间检查血型，必要时备血。

2. 凝血功能

出血时间、凝血时间、凝血酶原时间、纤维蛋白原、D-二聚体等。

3. 痰检查

痰找抗酸杆菌、瘤细胞、肺吸虫卵、真菌等，痰培养。

4. X线检查或胸部CT检查

X线或胸部CT可见支气管扩张、肺出血或肺部肿瘤等，必要时进行胸部HRCT检查。

5. 纤维支气管镜检查

明确出血部位和明确病变性质或局部止血治疗。如有需要可进行该项检查，但在活动性出血及咯血量较多时不宜行此项检查。

6. 支气管动脉造影

怀疑支气管动脉出血如支气管扩张等，为了明确出血部位和进行治疗，可考虑此项检查。

7. 肺动脉造影

怀疑肺动脉出血，如肺栓塞、肺动静脉瘘可考虑此项检查。

8. 其他

超声心动图、骨髓检查、免疫系统检查等。

【治疗原则】

咯血是内科常见急症，病因复杂，病情多变，严重者威胁患者生命。

咯血急诊治疗的目的是：①迅速止血；②预防窒息；③维持患者生命体征；④找出病因，明确出血部位；⑤治疗原发病。

1. 止血需要针对有关原因

如果血液检查发现任何凝血异常，则立即停用影响凝血的药物如阿司匹林，不使用麻醉药。如果凝血异常引起出血，有指征时应输全血、特殊的缺乏因子、新鲜冷冻血浆或血小板。由于支气管扩张症的出血通常有感染的可能，适当的抗菌药物治疗感染和体位引流是基本的治疗方法。继发于心衰或二尖瓣狭窄的出血，通常纠正心衰治疗有效。

2. 咯血的处理

（1）一般处理

1）若仅痰中带血或咯血量较少，可给予休息、止咳及镇静，但禁用强镇静剂如吗啡，以防止抑制咳嗽反射导致血液不能咯出而发生窒息。

2）中量及大量咯血应绝对卧床休息，可取患侧卧位。急查血型，配血备用。如咯血量较多可输血。给予吸氧，安慰患者，使其情绪放松并保持大便通畅。大咯血一般不用镇咳药，如果剧烈咳嗽影响止血时可在血液咯出后临时使用可待因 15~30mg 口服；或喷托维林 25mg 口服，3~4 次/日；或右美沙芬 10~20mg 口服，3~4 次/日；或苯丙哌林 20~40mg 口服，3 次/日。

3）保持呼吸道通畅，用吸引器吸出气道内血凝块，吸氧，紧急情况应行气管插管或气管切开，对呼吸心跳骤停者应立即给予心肺复苏。

（2）止血药的应用

轻度咯血者，大多仅需做一般处理，或口服止血药物后咯血即可自行停止。咯血症状明显时，可给予下述止血药物。

1）垂体后叶素：本药为脑垂体后叶的水溶性成分，内含催产素与加压素，加压素有强烈的血管收缩作用，可使肺小动脉收缩，使血管破裂处血栓形成而止血。用法：突然大量咯血时可取该药 5~10U，用5%~25% 葡萄糖液 20~40ml 稀释后缓慢静脉推注（15~20分钟），然后可将该药 10~20U 溶于生理盐水或 5% 葡萄糖 500ml 内缓慢静脉滴注。用药后可有血压升高、心悸、胸闷及胃肠不适等不良反应。对高血压、冠心病、肺源性心脏病、心力衰竭、孕妇原则上禁用，如非用不可，权衡利弊，宜从小剂量开始并应在密切观察下治疗。

2）蛇毒血凝酶（立止血）：由巴西蛇（巴西蝮蛇属）的毒液制备得到的。可促进出血部位的血小板黏附、聚集和释放，加速血小板血栓的形成；有类凝血酶样作用和类凝血激酶样作用，间接地促进出血部位凝血酶原激活物及凝血酶的形成。用法：成人 1~2kU/次，加入生理盐水 10ml 静脉注射，1 次/12 小时。也可 1~2kU/次，皮下注射或肌内注射。疗程一般为 1~2天，大多数病例不超过 3 天。禁忌证：DIC 导致的出血、有血栓或栓塞史的患者禁用本品。除非紧急情况，孕妇不宜用本药。

3）氨甲苯酸（止血芳酸，PAMBA）：通过抑制纤溶系统而起作用。用法：静注，每次 0.1~0.3g，用 5% 葡萄糖液 20~40ml 稀释后缓慢静脉推注。或每次 0.1~0.3g 溶于 5% 葡萄糖或生理盐水内缓慢静脉点滴，每日最大用量 0.6g。用量过大可促进血栓形成，对有血栓形成倾向或有血栓栓塞病史者禁用或慎用，肾功能不全者慎用。

4）酚磺乙胺（止血敏）：通过增加血液中血小板聚集性和黏附性，促进凝血物质的释放，以加速凝血。用法：静脉注射或肌内注射，一次 0.25～0.5g，2～3 次/日。静脉滴注：一次 0.25～0.75g，用 5% 葡萄糖液或生理盐水稀释后缓慢静脉滴注，2～3 次/日。

5）卡巴克洛（安络血）：能降低毛细血管渗透性，缩短出血时间。用法：肌注每次 10mg，每日 2 次，也可静注。口服每次 2.5～5mg，每日 3 次。癫痫及精神病患者忌用。

6）卡络磺钠：又名"新安络血"，为安络血的衍生物，通过增加毛细血管弹性，降低通透性，增加其收缩力及促进凝血酶的活性和纤维蛋白原的溶解，进而使出血部位形成血栓而达到止血作用。用法：静脉注射一次 25～50mg，一日 1 次，或加入生理盐水中静脉滴注，每次 60～80mg。

7）云南白药：三七为其主要有效成分。可缩短凝血时间，具有止血作用。每次 0.25～0.5g，每天 3 次，口服。孕妇忌用。

8）酚妥拉明：其止血机制推测是酚妥拉明为 α 肾上腺素能受体阻断剂，有直接扩张血管平滑肌作用，使肺血管阻力降低，肺动静脉压降低，肺淤血减轻而使咯血停止。用法：10～20mg 加入 5% 葡萄糖 250～500ml 中缓慢静脉滴注。注意可使血压下降。

9）普鲁卡因：通过扩张肺部的毛细血管，降低肺循环阻力而达到止血目的。用于大量咯血不能使用垂体后叶素者。用法：0.5% 普鲁卡因 10ml（50mg），用 25% 葡萄糖液 40ml 稀释后缓慢静脉注射，1～2 次/日。或 150～300mg 溶于 5% 葡萄糖液 500ml，缓慢静脉点滴。用药需注意：①用药前必须先做皮试；②用药量不能过多，注入速度不宜过快，否则可引起颜面潮红、谵妄、兴奋、惊厥，对出现惊厥者可用异戊巴比妥或苯巴比妥钠解救；③有该药过敏史者禁用。

（3）肾上腺糖皮质激素

仅限用于结核性咯血、过敏性肺炎合并咯血的患者。在上述止血药物无效时可考虑谨慎使用。用法：泼尼松 30mg/d，1～2 周。激素必须与抗结核药物和抗感染药物同时使用。

（4）选择性支气管动脉栓塞术

主要用于支气管扩张、肺癌或肺结核合并急性大咯血，情况严重危及生命且暂时无外科手术条件者。在选择性支气管动脉造影后进行动脉栓塞止血。选择造影的动脉一般包括支气管动脉、胸廓内动脉、膈下动脉或肋间动脉，以明确病变血管的形态及走行后进行栓塞。栓塞材料多为明胶海绵颗粒、聚乙烯醇（PVA）颗粒和微型钢丝圈。对于小动脉的出血，本组病例多选择明胶海绵与 PVA 栓塞，而对于病灶血管异常粗大，甚至形成动脉瘤的患者，则加用微型钢丝圈做永久性栓塞。栓塞治疗全程应注意严格监测患者生命体征。

（5）支气管镜局部治疗

止血药物疗效欠佳的顽固性咯血者可考虑支气管镜局部止血治疗：肾上腺素（1:1000）1～2ml，或凝血酶溶液（1000U/ml）5～10ml，滴注到出血部位。但此项治疗有一定风险，需要家属同意并签字。

（6）手术治疗

反复大咯血经内科药物治疗无效者，可考虑切除出血的肺叶或肺段。

【护理评估】

1. 健康史

评估是否是以下疾病。①呼吸系统疾病：支气管及肺的急、慢性感染，支气管肺癌等；②心血管疾病：风湿性心脏病二尖瓣狭窄、左心衰、肺动脉栓塞或梗死等；③其他：如血液病、系统性红斑狼疮等。

2. 身体状况

评估是否咯血，要排除鼻出血、咽部出血及舌出血。咯血前患者常常感咽痒、喉部作响和胸部发热等。评估患者是否有以下症状：①咯血可表现为痰中带血丝、血痰、大口咯血及大量咯血等；②一天咯血量小于100ml 为小量咯血；100～500ml 为中等量咯血；每次咯血量大于 100ml 或 24 小时内咯血量超过 500ml 为大量咯血；③咯血前患者常有情绪不稳定、坐卧不安、胸部闷胀等；一旦咯血，患者神情紧张，呼吸心跳增快；反复咯血者，则常烦躁不安、焦虑，甚至恐慌。

3. 心理-社会状况

评估咯血对患者的影响，评估患者有无紧张、恐惧等负面情绪以及与其相关的个人生活、工作和社交问题。消除患者紧张和恐惧的心理。负面的情绪可能会诱发再次咯血。

评估患者是否有窒息、休克、肺不张、肺部感染等并发症。窒息和休克是咯血直接致死的主要原因。

【护理诊断】

1. 有窒息的危险	2. 焦虑或恐惧
与大咯血引起气道阻塞有关。	与大咯血有关。

【护理措施】

咯血发生时应积极采取有效措施配合抢救，保持呼吸道通畅，嘱其采用患侧卧位，有利于健侧通气；向患者说明屏气无助于止血，且对机体不利，应尽量将血咳出，以防窒息；充分做好吸痰、气管插管、气管切开等抢救工作；同时遵医嘱给予止血药。

1. 一般护理

咯血患者的居室应保持安静、清洁、舒适、空气新鲜、阳光充足。咯血尤以初春为多。生活上如果注意预防，可以把诱发咯血的因素降低到最低限度。其注意要点是：①注意气候与咯血的关系；②注意生活规律；③注意稳定情绪；④注意饮食。

2. 对症护理

注意咯血的先兆观察，约60%肺结核咯血患者都有咯血先兆。咯血先兆常表现为：胸闷、气急、咽痒、咳嗽、心窝部灼热、口感甜或咸等症状，其中大咯血好发时间多在夜间或清晨。根据咯血发生的规律，严格交接班，密切观察其病情变化，加强夜班巡视，尤其是咯血高发时间，特别注意倾听患者的诉说及观察情绪变化，同时及时报告医师，给予有效的处理。

3. 心理护理

多数患者都对大咯血有明显的恐惧心理，医护人员应耐心解释，解除顾虑。在大咯血的抢救过程中，患者容易产生埋怨心理，应耐心地做好解释工作，告诉患者止血有一过程，而且还取决于原发病的治疗情况。绝望心理常见于大咯血和多次咯血治疗无效及少量咯血并伴有全身衰竭的重症患者，对这类患者的心理护理仍是难题，给他们讲述严重大咯血抢救成功的病例有一定的积极作用。在大咯血时，患者显得紧张并求救心切，有时因咯血不能说话，常用手势向医护人员表示求救，要多进行鼓励，同时也要告诉患者不必过于担忧，只有放松自己，消除紧张，安静休息，对疾病的恢复才会更有利。

【健康教育】

在家里发生咯血时，应按以下方法进行应急处理。

1. 镇静、休息与对症治疗。咯血时要平卧，以便于止血，避免造成吸入性肺炎或者肺不张。

2. 应尽量咯出积血，以免阻塞呼吸道而发生窒息性死亡。

3. 摄入易消化性食物，如流质或者半流质类食物，以保持大便畅通，防止便时费力，再次咯血。

4. 咯血量较大时，应监测生命体征（血压、脉搏、呼吸、体温）。

5. 休克的患者（烦躁、皮肤干燥、血压下降等），应注意保暖。

6. 伴有高热的患者，胸部或者头部可置冰袋，有助于降温止血。

7. 适当给予镇静药物。大量咯血时一般不用镇咳药物，咳嗽剧烈阻碍止血时，可以在血咯出后酌情使用镇咳药。

8. 止血药物的应用，如云南白药 0.3~0.6g，每天 3 次，口服。

9. 止血效果不好或者咯血量较大时，积极送医院救治。

第六节　呼吸困难

呼吸困难是指患者主观感到空气不足、呼吸费力，客观上表现为呼吸运动用力，严重时可出现张口呼吸、鼻翼扇动、端坐呼吸甚至发绀、呼吸辅助肌参与呼吸运动，并且可有呼吸频率、深度、节律的改变。

【常见原因及临床表现】

1. 呼吸系统疾病引起的肺源性呼吸困难

(1) 吸气性呼吸困难	(2) 呼气性呼吸困难
特点为吸气困难，伴有干咳，重者可出现吸气时胸骨上窝、锁骨上窝和肋间隙明显凹陷，即"三凹征"。主要见于急性喉炎、喉头水肿、喉癌、喉与气管异物、气管肿瘤、气管外压性狭窄等。	主要见于慢性阻塞性肺疾病（COPD）、支气管哮喘等。特点为呼气费力、呼气时间延长，常伴有干啰音或哮鸣音。

（3）混合性呼吸困难

吸气、呼气都有困难。主要见于重症肺炎、肺结核、肺不张、急性呼吸窘迫综合征，肺栓塞、肺动脉高压，各种类型的肺间质疾病，气胸、大量胸腔积液等。

2. 心血管系统疾病引起的心源性呼吸困难

（1）左侧心力衰竭

冠状动脉粥样硬化性心脏病、高血压性心脏病、风湿性心脏病、心肌炎、心肌病等。活动或仰卧位明显，休息或坐位时减轻，严重者可咳出粉红色泡沫痰、大汗。

（2）右侧心力衰竭

肺源性心脏病、心包积液和缩窄性心包炎等。

（3）先天性发绀型心脏病

法洛四联症等。

3. 中毒性呼吸困难

（1）各种原因引起的酸中毒

多为深大呼吸，如急、慢性肾衰竭，糖尿病酮症酸中毒。

（2）药物和化学物质中毒

表现为呼吸浅表、缓慢，可有节律异常。如吗啡类、巴比妥类药物中毒，有机磷中毒，一氧化碳、亚硝酸盐中毒等。

（3）血液病性呼吸困难

如重度贫血、高铁血红蛋白症等。

4. 神经精神性呼吸困难

（1）器质性颅脑疾病

表现为呼吸浅慢或呼吸过快和过慢交替、呼吸暂停，如潮式呼吸、间歇呼吸等。主要见于颅脑外伤、脑血管病、颅内感染和肿瘤等。

（2）精神或心理疾病

焦虑症、癔症等。常表现为呼吸浅表，常因过度通气出现呼吸性碱中毒表现。

【呼吸困难程度的 Hugh-Jones 分类】

表 1-2 呼吸困难程度的 Hugh-Jones 分类

Ⅰ度	与同龄组健康人一样工作、行走、爬坡及上、下楼
Ⅱ度	平地行走与同龄组健康人一样，但爬坡、上下楼不如健康人
Ⅲ度	即使在平地上也不能像健康人一样，按自己的速度，可步行 1km 以上
Ⅳ度	行走 50m 以上必须休息一会，否则不能继续行走
Ⅴ度	说话、穿衣也感到呼吸急促，不能外出活动

【呼吸困难的伴随症状与相关疾病】

1. 发作性呼吸困难伴哮鸣音

多见于支气管哮喘、心源性哮喘；突发性重度呼吸困难见于急性喉水肿、气管异物、大面积肺栓塞、自发性气胸等。

2. 呼吸困难伴发热

多见于肺炎、肺脓肿、肺结核、胸膜炎、急性心包炎等。

3. 呼吸困难伴一侧胸痛

见于大叶性肺炎、急性渗出性胸膜炎、肺栓塞、自发性气胸、急性心肌梗死、支气管肺癌等。

4. 呼吸困难伴咳嗽、咳痰

见于慢性支气管炎、阻塞性肺气肿继发肺部感染、支气管扩张、肺脓肿等；伴大量泡沫痰可见于有机磷中毒；伴粉红色泡沫痰见于急性左心衰竭。

5. 呼吸困难伴意识障碍

见于脑出血、脑膜炎、糖尿病酮症酸中毒、尿毒症、肺性脑病、急性中毒、休克型肺炎等。

【辅助检查】

1. 实验室检查

血常规检查在感染时有白细胞计数增高、中性粒细胞增高，过敏性疾病时嗜酸性粒细胞计数增高。血沉、C 反应蛋白（CRP）、肝肾功能等检查，相关药物浓度监测，过敏原检测，必要时骨髓检查都会对诊断有一定帮助。动脉血气分析有助于测定低氧血症和 CO_2 潴留的程度。肺功能测定可以了解肺功能的基本状态，明确肺功能障碍的程度和类型。

支气管-肺疾病应注意痰量、性质、气味，并做细菌培养、真菌培养，痰中找结核菌等都有一定诊断价值。

2. 其他辅助检查

对怀疑因心肺疾病引起的呼吸困难均需做胸部 X 线或 CT、心电图、超声心动图等检查。对慢性肺疾病需做肺功能测定，诊断肺功能损害的性质和程度。胸片检查常可发现气胸、胸腔积液、骨折、肺癌、膈肌异常；过度充气和肺大疱提示 COPD；肺血管充血、心脏增大、间质纹理增粗和胸腔积液提示左心衰竭；间质纹理粗乱提示炎症或纤维化。

纤维支气管镜检查用于支气管肿瘤、狭窄、异物的诊断和治疗，肺穿刺活检对肺纤维化、肿瘤等意义重大。

【治疗原则】

1. 对于可逆性的致病原因，例如严重的贫血、支气管痉挛、肺炎等，给予适当的病因处理措施，可以在短时间内获得缓解，当然在等待治疗效果出现前，缓解患者的呼吸困难必须同时考量及进行。

2. 若属无法去除的原因，如恶性肿瘤，则可使用药物控制，或非侵入性的氧气给予，以减少患者的不适感。较常使用的药物包括：类固醇、吗啡、镇静剂及抗焦虑剂。

3. 非药物性的介入也可以使患者感到舒适而减缓呼吸困难症状，例如：家属的陪伴及支持，处理焦虑，限制病房内人数，降低室温（不让患者感到寒冷），打开窗户维持良好的视线，祛除病房内过敏原（烟、宠物、花粉），增加病房湿度，调整姿势提高颈部位置，物理治疗如放松、分散注意力、按摩或催眠等。

【护理评估】

1. 健康史

（1）起病的缓急	（2）诱因
突发者多见于呼吸道异物、张力性气胸等。	支气管哮喘发作可有过敏物质接触史；与活动有关者常见于心脏疾病、慢性肺源性心脏病、间质性肺疾病；自发性气胸者多有过度用力或屏气用力史。

（3）年龄、性别

青年人多为肺结核、胸膜疾病；女性突发呼吸困难应考虑瘾症；老年人多为肺癌、COPD、冠心病等。

（4）伴随症状

有无咳嗽、咳痰、胸痛、发热、神志改变等。

2. 身体状况

（1）面容与表情

患者是否有表情痛苦、鼻翼扇动、张口呼吸或点头呼吸。肺气肿患者常缩唇吹气，缺氧引起呼吸困难常有口唇发绀。

（2）呼吸的频率、深度和节律

轻度呼吸衰竭时呼吸可深而快，严重时呼吸浅而慢；神经精神性呼吸困难常出现慢而深的呼吸、潮式呼吸或间歇呼吸。

（3）胸部

是否有桶状胸，双肺肺泡呼吸音减弱或消失，干、湿啰音等。

3. 心理-社会状况

呼吸困难加重时，患者可出现焦虑、紧张、烦躁不安、失眠，甚至恐惧等心理。随着生活和工作能力的丧失，可产生悲观、沮丧等心理。

【护理诊断】

1. 气体交换受损

与肺部病变使呼吸面积减少、支气管平滑肌痉挛使气道狭窄或肺气肿有关。

2. 睡眠型态紊乱

与呼吸困难影响患者睡眠有关。

3. 活动无耐力

与呼吸功能受损导致机体缺氧状态有关。

【护理措施】

1. 环境及休息

提供安静舒适、空气洁净的环境，适宜的温、湿度。重度呼吸困难时患者宜取半坐卧位或端坐卧位，尽量减少活动，避免不必要的谈话，以减少耗氧量。动态观察患者的呼吸状况，判断呼吸困难的类型，必要时监测患者血氧饱和度、动脉血气的变化，及时发现和处理患者的病情变化。

2. 换气姿势

保持有利的换气姿势，改善患者呼吸困难。①借助坐姿，向前倾伏于桌上，半坐卧位等；②指导患者利用放置枕头或靠背架等方法，帮助患者用力呼吸，保持舒适，减少疲劳。

3. 呼吸训练

（1）教会患者有效的呼吸技巧，改善呼吸困难，如缩唇呼吸运动。呼吸困难使患者消耗体能，同时增加耗氧量。有效的呼吸技巧可助其减慢呼吸的速度，改善呼吸的深度，有效地防止呼吸道发生凹陷。腹式呼吸和缩唇呼吸训练，均能增加呼吸运动力量和效率，调动通气的潜力。

（2）指导患者活动时勿屏住呼吸。患者在活动过程中不可屏住呼吸，而应继续维持呼吸状态。在开始活动时正常吸气（不是深吸气），然后在开始执行某一动作时开始呼气，以免发生气喘甚至气胸。

（3）指导患者弯腰时应呼气。肺气肿患者应在弯腰之前正常吸气，弯腰系鞋带或捡东西时则进行呼气，以免发生气喘。

4. 保持呼吸道通畅

协助患者清除呼吸道分泌物及异物，指导患者正确使用支气管舒张剂以及时缓解支气管痉挛造成的呼吸困难，必要时需建立人工气道以保证气道通畅。

5. 氧疗和机械通气的护理

根据呼吸困难类型、严重程度，进行合理氧疗和机械通气，以缓解症状。

6. 指导患者进行全身锻炼

合理安排休息和活动量，调整日常生活方式，在病情许可的情况下，有计划地逐渐增加运动量和改变运动方式，病情好转后，可让患者下床活动。

7. 用药护理

遵医嘱应用支气管舒张剂、呼吸兴奋剂等，观察药物疗效和不良反应。

8. 心理护理

呼吸困难会使患者产生烦躁不安、焦虑甚至恐惧等不良情绪反应，从而进一步加重呼吸困难。因此，应安慰患者，给予患者心理支持以增强其安全感，使其保持情绪稳定。

第七节 发 绀

发绀也称紫绀，是指血液中还原血红蛋白增多，致皮肤和黏膜出现弥漫性青紫。发绀在皮肤较薄、色素较少和毛细血管丰富的部位，如口唇、鼻尖、颊部与甲床等处较为明显，易于观察。

【分类及临床表现】

1. 血液中还原血红蛋白增多

(1) 中心性发绀	(2) 周围性发绀
此类发绀的特点表现为全身性、除四肢及颜面外，也累及黏膜和躯干的皮肤，但受累部位的皮肤是温暖的。一般可分为肺性发绀和心性混合性发绀两种，常见于弥漫性肺间质纤维化、急性呼吸窘迫综合征、原发性肺动脉高压、发绀型先天性心脏病等。	由于周围循环血流障碍所致。特点是常出现于肢体的末端部位与下垂部分，如肢端、耳垂与口唇处明显，这些部位的皮肤发凉，如使之温暖，发绀即消退。它包括淤血性周围性发绀，如右心功能不全、慢性缩窄性心包炎；缺血性周围性发绀，如严重休克、肢体动脉闭塞等。

(3) 混合性发绀
中心性发绀与周围性发绀同时存在。可见于心力衰竭等。

2. 血液中存在异常血红蛋白衍化物

(1) 药物或化学物质中毒所致的高铁血红蛋白血症
通常由伯氨喹啉、亚硝酸盐、氯酸钾、次硝酸铋、磺胺类、苯丙砜、硝基苯、苯胺等中毒引起。特点是急骤出现，暂时性，病情严重，经过氧疗青紫不减，抽出的静脉血呈深棕色，暴露于空气中也不能转变成鲜红色，若静脉注射亚甲蓝溶液、硫代硫酸钠或大剂量维生素 C，均

可使青紫消退。由于大量进食含有亚硝酸盐的变质蔬菜，而引起的中毒性高铁血红蛋白血症，也可出现发绀，称"肠源性青紫症"。

（2）先天性高铁血红蛋白血症

患者自幼即有发绀，有家族史，而无心肺疾病及引起异常血红蛋白的其他原因，身体一般健康状况较好。特发性阵发性高铁血红蛋白血症，见于女性，发绀与月经周期有关，机制未明。

（3）硫化血红蛋白血症

凡能引起高铁血红蛋白血症的药物或化学物质也能引起硫化血红蛋白血症，但需患者同时有便秘或服用硫化物（主要为含硫的氨基酸），在肠内形成大量硫化氢而生成硫化血红蛋白。发绀的特点是持续时间长，可达几个月或更长时间；患者血液呈蓝褐色，分光镜检查可确定硫化血红蛋白的存在。

【病史询问要点】

1. 出现的时间

自幼即发现的发绀绝大多数见于发绀型先天性心脏病，偶见于先天性肺部动静脉瘘或先天性变性血红蛋白症，中年以后出现者多见于肺性发绀，急性发绀常见于休克、药物或化学性急性中毒、肠源性发绀及急性心功能不全。

2. 分布与范围

若为中心性发绀，则当询问有无心悸、气促、胸痛、咳嗽、昏厥、尿少等心、肺疾病症状；若为外周性发绀则当注意上半身或某个肢体或肢端有无局部肿胀、疼痛、肢凉、受寒等情况变化。

3. 进食史

有无摄取相关药物、化学物品、变质蔬菜和持久便秘情况下过多食蛋类与硫化物病史，特别是对无心、肺症状，起病较急的患者。

4. 发绀与月经的关系

若为育龄女性，尚需了解发绀与月经的关系。

【体格检查重点】

1. 有无发绀

发绀在皮肤较薄、色素较少和毛细血管丰富的部位最明显，如口唇、结膜、口腔黏膜、鼻尖、面颊、耳垂、指甲床。

2. 有无杵状指（趾）

显著杵状指（趾）主要见于发绀型先心病、肺动静脉瘘及肺动脉硬化。轻度杵状指（趾）常见于慢性肺部疾病者，无杵状指（趾）者见于后天性心脏病、变性血红蛋白或硫化血红蛋白血症及原发性红细胞增多症。

3. 有无急慢性肺部疾病表现

如喉梗阻、支气管哮喘、肺炎、肺梗死、肺气肿、肺动静脉瘘。

4. 有无先天性及获得性心脏病表现

如法洛四联症、艾森曼格综合征、风湿性心脏病、慢性缩窄性心包炎等。有无周围循环衰竭表现，如休克等。

5. 有无四肢末端循环障碍表现

应除外血栓闭塞性脉管炎、雷诺病、循环衰竭。

6. 其他表现

有无变性血红蛋白血症、硫化血红蛋白血症、原发性红细胞增多症等表现。

【实验室及辅助检查】

1. 必须要做的检查

血常规、心电图、胸部 X 线片及血气分析。

2. 应选择做的检查

超声心动图、心导管术及心血管造影、异常血红蛋白测定等。

【治疗原则】

1. 针对引起发绀的原因给予处理。如病因可纠正的先天性心脏病，宜择期手术治疗。

2. 重度发绀伴呼吸困难者，需立即吸氧；合并呼吸道感染者需用抗菌药物控制感染；合并心衰者，需纠正心衰。

3. 变性血红蛋白血症者（如肠源性发绀），应给予静脉注射亚甲蓝溶液或大剂量维生素 C。

【护理评估】

1. 健康史

查询与发绀相关的疾病病史或药物、化学物品、变质蔬菜摄入史。

2. 身体状况

评估发绀患者症状出现的时间、次数、持续时间、诱因、伴随症状等；评估发绀的特点及严重程度；评估原发病的治疗情况、患者及家属的心理反应；评估发绀对人体功能性健康型态的影响。进行体格检查及实验室检查。

3. 心理-社会状况

评估患者是否因呼吸困难、发绀出现不安、紧张、表情痛苦，严重呼吸困难、发绀时可产生惊慌、恐惧甚至濒死的感觉。评估其社会支持系统，因呼吸费力、机体缺氧影响其有效沟通和社会交往活动，影响其正常工作和学习，影响其生活质量。

【护理诊断】

1. 活动无耐力

与心肺功能不全致机体缺氧有关。

2. 低效性呼吸型态

与肺泡通气、换气及弥散功能障碍有关。

3. 气体交换受损

与心肺功能不全所致肺淤血有关。

4. 焦虑/恐惧

与缺氧所致呼吸费力有关。

【护理措施】

1. 环境要求

保持室内空气清新、温度适宜，让患者处于一个安心养病的良好环境。

2. 体位护理

严重呼吸困难出现发绀时宜取半卧位，这样可以使膈肌下降，有利呼吸，使血液滞留在下肢，减少回心血量，减轻肺淤血。

3. 心理护理

针对发绀患者的心身特点，实施不同的心理护理：①帮助患者树立正确的观念，正视现实；②让发绀患者保持稳定乐观的情绪；在进行护理工作时，护理人员应注意言行，避免由于患者情绪变化而引起原发病的恶化；③热情主动关心患者，在生活上提供方便，消除患者孤独感。

4. 饮食护理

有发绀症状患者的饮食安排要根据发生原因不同而定。对于肺源性发绀患者应根据疾病情况，给予高营养、高维生素、高蛋白、易消化的饮食，以补充机体消耗的能量。对充血性心力衰竭患者应注意控制钠的摄入，以免加重心力衰竭。

5. 氧疗护理

根据不同情况合理用氧。严重缺氧所致的中心性发绀给予氧疗可缓解发绀症状。正确合理掌握吸氧浓度和流量，在供氧过程中严密观察病情，防止不良反应。对于极度发绀给氧浓度为 28%～35%，中度发绀给氧浓度为 28%，轻度发绀给氧浓度为 24%～28%。高浓度氧吸入时间不宜过长，可与低浓度氧交替吸入，以免引起肺损害和氧中毒。

6. 保暖护理

保暖可使血管扩张并促进血液循环。对于外周血管病变的患者，寒冷天气外出时戴手套和穿羊毛袜，避免肢体外露。休克患者可安置在温暖的空调房间内，多加盖被或用电热毯。但忌用热水袋直接给患者取暖，以免烫伤。

7. 药物治疗护理

遵医嘱按时用药，观察用药情况及用药后的疗效与不良反应。了解药物的性质，向患者讲明用药方法及用药途径。

8. 伴随症状护理

（1）晕厥、抽搐、意识障碍等，见晕厥、抽搐、意识障碍护理。

（2）血压下降者，严密观察血压、尿量、神志；应用升压药时注意药液的浓度、剂量、滴速，定时测血压，保持静脉通路的通畅。

第二章 急性呼吸道感染

第一节 急性上呼吸道感染

急性上呼吸道感染是由细菌或病毒在鼻、咽或喉部产生的急性炎症反应，是呼吸科的常见疾病，简称为"上感"。其临床主要表现为发热、流涕、鼻塞、打喷嚏、咳嗽、头痛、咽痛等。该病无年龄、性别、职业和地区差异，全年皆可发病，尤以冬、春季节多发，一般病情较轻，病程较短，预后良好。但当发病率高时，具有一定的传染性，有时还可产生严重的并发症，如心肌炎、肺炎、风湿性疾病等，应积极防治。

【常见病因】

1. 病毒感染

上感 70%～80% 由病毒引起，主要有流感病毒（甲、乙、丙型）、副流感病毒、呼吸道合胞病毒、腺病毒、鼻病毒、埃可病毒、柯萨奇病毒、麻疹病毒、风疹病毒等。主要通过含有病毒的飞沫，如谈话、打喷嚏、咳嗽等发生空气传播，少数也可通过手与有病毒污染的表面接触、污染的食品而传播。病毒感染导致上呼吸道黏膜炎症，局部释放炎性介质，使毛细血管通透性增加及分泌物增多。

2. 细菌感染

上感可直接由细菌感染或继病毒感染之后发生，引起感染的细菌以溶血性链球菌为多见，其次为流感嗜血杆菌、肺炎链球菌和葡萄球菌等，偶见革兰阴性杆菌。

3. 免疫因素

上感可能与免疫功能低下有关。当有受凉、淋雨、过度疲劳、过度紧张、气候骤变等诱发因素时，全身或呼吸道局部防御功能降低，原已存在于上呼吸道或从外界侵入的病毒或细菌可迅速繁殖，引起上感，尤其是老幼体弱或有慢性呼吸道疾病如鼻窦炎、扁桃体炎、慢性阻塞性肺疾病者，更易罹患本病。鼻咽部是感染进入的门户。

【临床表现】

1. 普通感冒

为病毒感染引起。起病较急，以鼻部卡他症状为主。初期出现喷嚏、鼻塞、流清水样鼻涕，也可表现为咳嗽、咽干、咽痒或烧灼感，甚至鼻后滴漏感。2~3 天鼻涕变稠，可伴咽痛、头痛、流泪、味觉迟钝、呼吸不畅、声嘶等，有时由于咽鼓管炎致听力减退。严重者有发热、轻度畏寒和头痛等。

2. 急性病毒性咽炎和喉炎

急性咽炎由鼻病毒、腺病毒、流感病毒、副流感病毒以及肠病毒、呼吸道合胞病毒等引起，多发于冬春季节，临床表现为咽痒和灼热感，咽痛不明显，咳嗽少见。急性喉炎多为流感病毒、副流感病毒及腺病毒等引起，临床表现为明显声嘶、讲话困难，可有发热、咽痛或咳嗽，咳嗽时咽喉疼痛加重。

3. 疱疹性咽峡炎

多由柯萨奇病毒 A 引起，好发于夏季。多见于儿童，偶见于成年人。表现为明显咽痛、发热，病程约为 1 周。

4. 咽结膜热

主要由腺病毒、柯萨奇病毒等引起。多发于夏季，由游泳传播，儿童多见。病程 4~6 天，表现为发热、咽痛、畏光、流泪、咽及结膜明显充血。

5. 细菌性咽-扁桃体炎

病原体多为溶血性链球菌，其次为流感嗜血杆菌、肺炎链球菌、葡萄球菌等。起病急，咽痛明显，伴发热、畏寒，体温可达 39℃ 以上。可发现咽部明显充血，扁桃体增大、充血，表面有黄色脓性分泌物。有时伴有颌下淋巴结增大、压痛，而肺部查体无异常体征。

【并发症】

可并发急性鼻窦炎、中耳炎、气管-支气管炎。部分患者可继发心肌炎、肾炎、风湿性疾病等。

【辅助检查】

1. 血常规检查	2. 病毒分离
病毒感染者，血白细胞计数正常或偏低，淋巴细胞比例升高。细菌感染者，可见白细胞计数和中性粒细胞增多，以及核左移现象。	病毒抗原的血清学检查等有利于判断病毒类型。可采用免疫荧光法、酶联免疫吸附法、血清学诊断或病毒分离鉴定等方法。

3. 细菌培养
可判断细菌类型并做药物敏感试验以指导临床用药。

【诊断标准】

1. 年长儿可有流涕、鼻塞、喷嚏、低热、咽部干痛不适等，婴幼儿呼吸道症状可不明显，常突然发热、呕吐、腹泻，甚至高热惊厥。新生儿可因鼻塞而拒奶或呼吸急促。

2. 咽部充血和咽后壁淋巴滤泡增多。若炎症局限于上呼吸道某一器官，则以该部位炎症命名，如急性喉炎、急性扁桃体炎，否则称急性上呼吸道感染。

3. 发热、咽炎、滤泡性结膜炎同时存在，颈或耳后淋巴结增大称咽结合膜热。

4. 病毒感染时白细胞总数偏低或正常，细菌感染时则白细胞总数和中性粒细胞增多。

5. 流行性感冒有明显的流行病学史，全身症状重而呼吸道局部症状轻，常有发热、头痛、肌痛等。

【治疗原则】

1. 对症治疗
普通感冒症状轻者主张非药物治疗，一般需多饮水、卧床休息，注意保暖。如症状较重有发热、头痛、全身酸痛等症状，尤其是老年人或体质虚弱者可酌情给予解热镇痛药物治疗。有咳嗽症状者应口服化痰药，一般不主张镇咳治疗，如因咳嗽而影响休息时，可适当应用。有咽痛者，可应用雾化吸入或口含润喉类含片。

2. 对因治疗

可针对病毒感染应用抗病毒类药物治疗，如利巴韦林、吗啉胍等。一般如无合并细菌感染可不用抗生素。某些中成药对抗病毒感染也有一定的作用，如板蓝根冲剂、清热感冒冲剂等。

【饮食治疗原则】

饮食治疗的目的是给患者提供充足的能量与营养素，增强患者自身抗病能力。

1. 急性上呼吸道感染病程较短，一般不会造成营养不良，故每日能量与产热营养素的供应可与正常人相同。多食用含优质蛋白丰富的食物以提高免疫功能，有利于消除炎症。少食用油腻食物。发热者能量摄入应稍低。

2. 患者由于发热、出汗，机体丢失大量水分和矿物质，易出现体虚、乏力，甚至休克。故应摄入富含维生素和矿物质的食物，以保持机体电解质平衡。多进水，每日至少 2000ml 左右饮用水，饮水量应根据患者出汗量、尿量进行调整。

3. 初期宜采用稀释、清淡、易消化的流质或半流质饮食，少食多餐，以每日 5~6 餐为宜。有发热症状者可选择有清热作用的食物，忌用冰镇食物或冷饮。症状减轻后可进普食。

【护理评估】

1. 健康史

评估患者病因和发病史，是否有受凉感冒史。对流行性感冒者，应详细询问患者及家属的流行病史，以有效控制疾病进展。

2. 身体状况

主要评估患者的症状和体征，并密切注意进展程度。如是否有咽部不适感、发热、咳嗽、咳痰、疼痛、水电解质失衡等。尤其注意对发热患者的体温、持续时间、伴随症状以及用药情况进行详细评估。

3. 心理-社会状况

重点了解患者对流行性感冒预防知识与健康行为掌握的程度，以及患病后患者的主要心理问题，如焦虑、紧张等。

【护理诊断】

1. 舒适状态改变
与咽痛、发热有关。

2. 清理呼吸道低效
与年老体弱或痰量增多且黏稠有关。

3. 焦虑
与影响正常生活质量有关。

4. 有水、电解质平衡紊乱的危险
与患者发热或出汗过多有关。

【护理措施】

1. 环境和休息
保持室内适宜的温湿度和空气流通。注意休息和个人卫生。

2. 饮食护理
给予清淡、高热量、维生素丰富、易消化食物，鼓励患者每天保持足够的饮水量，避免刺激性食物，忌烟、酒。

3. 口腔护理
进食后漱口或行口腔护理，防止口腔感染。

4. 防止交叉感染
注意隔离患者，减少探视，避免交叉感染。患者咳嗽或打喷嚏时应避免对着他人，并用纸巾包住口鼻。患者使用的餐具、痰盂等用具应每天消毒，或用一次性器具。

5. 用药护理
遵医嘱使用抗病毒药物或抗生素及对症药物，观察药物疗效及不良反应。勿滥用抗生素；使用抗生素时，应注意有无过敏反应；滴鼻液使用1周后若症状未缓解，应改用其他药物，以防发生鼻黏膜缺血坏死。

6. 并发症的观察及护理
若患者出现鼻塞和（或）流脓涕、鼻窦处压痛提示继发鼻窦炎；若伴有耳痛、耳鸣、听力减退和外耳道流脓等提示继发中耳炎；部分患者可出现胸闷、心悸、眼睑水肿、腰酸或关节疼痛，提示继发心肌炎、肾炎、风湿性疾病等。

【健康教育】

1. 指导患者和家属了解引起疾病的诱发因素，避免受凉、过度疲劳，注意保暖，保持室内空气新鲜、阳光充足；少去人群密集的公共场所。

2. 治疗后症状不缓解或出现并发症时应立即就医。

3. 劳逸结合，加强体育锻炼，提高机体免疫力，增强抗寒能力，同时戒烟，防止交叉感染。

4. 必要时接种流感疫苗。

【上感并发心肌炎的预防措施】

病毒性上呼吸道感染易导致病毒性心肌炎，具体预防措施如下。

1. 注意休息

可以减轻心脏负荷，改善心肌代谢及心脏功能，促进心肌修复。

2. 饮食护理

注意合理饮食，避免暴饮暴食，禁止食辛辣、有刺激性和过于肥腻的食物，预防便秘。

3. 严密观察病情变化

心肌损害较重者表现为心律失常、早搏、传导阻滞等，注意经常评估生命体征、面色神志的变化，对有胸部不适、心悸、腹痛等症状的患者应警惕。

4. 症状检查

对有上述症状者要及时检查心电图和心肌酶谱，并注意其动态变化。

5. 药物护理

注意药物护理，控制输液速度和液体入量，以免增加心脏负担，输液时要注意使心率保持在正常范围。输入营养心肌药物时，会引起穿刺部位疼痛，要做好心理护理。

【上感的中医治疗原则及护理措施】

急性上呼吸道感染属于中医学"感冒"的范畴。是由肺卫气虚，不能固表，感受外邪的侵袭所致。本病邪在肺卫，属表实证。根据病情，将感冒分为风寒、风热、暑湿及虚体感冒四型，其中以风寒、风热两型最为常见。

1. 中医治疗原则

应采取解表达邪的治疗原则，风寒治以辛温发汗，风热治以辛凉清解，暑湿伤表者当清暑祛湿解表。虚体感冒，气虚上感者当益气解表，阴虚上感者当滋阴解表。

2. 预防与调护

（1）观察舌质、舌苔、脉象的变化。若舌质由红转淡，舌苔由厚转薄，由黄变白，脉象由浮数转为和缓是病退征象，反之则是病进征象。

（2）病室内温、湿度应适宜，风寒、气虚感冒者，室温可稍高，注意防寒保暖；风热、阴虚感冒者，室内宜凉爽湿润；暑湿感冒者室内宜凉爽通气。

（3）治疗感冒应注意中药煎服方法。汤剂煮沸后10余分钟即可，煎煮时间过长反会降低药效。汤剂应趁热温服，服后避风覆被取微汗出，或食热粥、米汤以助药力，出汗后尤当避风，以防复感。

（4）感冒期间应忌食甜腻、辛辣、烧烤、煎、炸食物，因这类食物伤元灼津，助火生痰，也不易消化，宜服清淡、易消化、水分多的食物，伴有发热者，可多饮水或绿豆汤、水果汁等。

（5）感冒流行时期可用食醋熏蒸法对室内空气进行消毒。选食醋$10ml/m^3$加水2倍稀释，每次熏蒸2小时，每日或隔日1次。

（6）生活上慎起居，适寒温，尤其冬春当注意防寒保暖，盛夏炎热时不可贪凉露宿，或在身热汗出时开电扇、空调图一时之爽。

（7）反复感冒患者在未患病时，可根据不同体质辨证服用适当的中药以增强体质，提高机体免疫力。对阳虚体质常外感风寒者，可用玉屏风散加桂枝、芍药；对阴虚体质常外感风热者，可用玉屏风散加玄参、知母等。

（8）常易感冒者，可坚持每天按摩迎香穴，并服用防治的药方。如冬春风寒当令，可服用贯众汤（贯众、紫苏、荆芥各10g，甘草3g），水煎顿服，连服3日。夏日暑湿当令，可用藿香5g、佩兰各5g、薄荷2g煎汤顿服。

（9）甲型H1N1流感流行时期，可根据体质选用以下药物预防：正常体质人群可口服汤药"华西ⅠA号"（黄芩15g、藿香10g、板蓝根15g、鱼腥草20g、甘草4g）；较弱体质人群，可口服提高免疫力的汤药"华西ⅠB号"（黄芪20g、防风15g、黄芩15g、藿香10g、板蓝根15g、甘草4g），将上述中药用水浸过药面，武火煮沸10~15分钟即可。针对公共场所可用"华西ⅠC号"（贯众30g、艾叶30g、薄荷15g）喷洒消毒，前两味药熬煮15~20分钟后，熄火前再加入薄荷。

第二节　急性气管-支气管炎

急性气管-支气管炎是由病毒或细菌感染，或物理、化学性刺激或过敏因素等对气管-支气管黏膜所造成的急性炎症。临床主要症状有咳嗽和咳痰。常继发于病毒性或细菌性上呼吸道感染，多在寒冷季节或气候突变时节发病。病程通常持续1~3周，有自限性。

【常见病因】

1. 感染

病毒、细菌可直接侵入气管、支气管引起感染，也可在病毒感染的基础上继发细菌感染。也可由急性上呼吸道感染的病毒或细菌蔓延而发病。常见的病毒为鼻病毒、腺病毒、流感病毒、呼吸道合胞病毒等。常见的致病菌为流感嗜血杆菌、肺炎链球菌、溶血性链球菌、葡萄球菌等。

2. 理化刺激

冷空气、粉尘、刺激性气体或烟雾（二氧化硫、二氧化氮、氨气、氯气等）的吸入，可损伤气管、支气管黏膜导致急性炎症。

3. 过敏反应

吸入花粉、有机粉尘、真菌孢子等过敏原，或对细菌蛋白质的过敏，引起气管、支气管的过敏性炎症反应。

【临床表现】

1. 呼吸道表现

咳嗽、咳痰，常先为干咳或咳少量黏液性痰。随病情加重，咳嗽加重，痰量增多，呈黏液脓性，偶有痰中带血。如有支气管痉挛可出现不同程度的气促，伴胸骨后紧闷感。肺部检查：无异常体征或呼吸音粗糙，偶有散在易变的干、湿啰音，咳嗽后消失或减少。伴支气管痉挛时，可闻及哮鸣音。呼吸道表现在2~3周消失，迁延不愈可演变成慢性支气管炎。

2. 全身表现

一般较轻，可有中度发热，伴头痛、倦怠、全身不适等，3~5 天可消失。

【辅助检查】

1. 实验室检查

外周血中白细胞计数和分类多无明显异常。当有细菌感染时，血白细胞总数及中性粒细胞比例增高，痰培养可发现致病菌。病毒感染时，血白细胞计数可降低。

2. 胸片检查

大多数表现正常或仅有肺纹理增粗。

【并发症】

1. 慢性支气管炎

病情迁延，咳嗽、咳痰持续存在，可转为慢性支气管炎。

2. 肺炎

发热，体温持续不退，并出现咳嗽加剧，咳脓痰，胸痛，血常规检查见白细胞计数及中性粒细胞比例升高，可并发肺炎，应行胸部 X 线检查确诊。

【诊断标准】

1. 发病急，常于上呼吸道感染后出现刺激性干咳，或有少量黏液痰，伴胸骨后不适感或钝痛，有细菌感染时可有黏液脓性痰。支气管痉挛时有气喘，全身症状有轻度畏寒、发热，体温 38℃ 左右。

2. 肺部体征阴性或两肺呼吸音粗糙，或可闻及散在的干、湿啰音。

3. 血液白细胞数大多正常，细菌感染时增高。

4. 胸部 X 线检查正常，或有肺纹理增粗。

5. 病程一般为自限性，全身症状 3~5 天消退，咳嗽、咳痰症状有时可延续 2~3 周才消失。

6. 应排除百日咳、肺炎、支气管炎、支气管肺癌、肺结核等。

【治疗原则】

1. 一般治疗

休息、保暖、均衡饮食、多饮水。

2. 对症治疗

急性气管-支气管炎一般无需住院。如有并发症或有其他慢性病史的患者可根据病情给予对症处理。

（1）对于咳嗽剧烈者，可用止咳祛痰药物治疗，但需慎重使用镇咳药。

（2）对有支气管痉挛喘息症状者可适当应用茶碱类或 β_2 受体激动剂。

（3）对有发热的患者，应卧床休息，注意保暖，多饮水，或应用解热镇痛药物治疗。

3. 止咳、化痰、平喘药物治疗

（1）喷托维林（咳必清）：是常用的止咳药。用法：25mg/次，每日 3~4 次。

（2）可待因：剧烈干咳的患者，如果其他止咳药物无效，且因咳嗽而影响到患者的正常休息，可酌情使用。用法：15~30mg，口服。

（3）祛痰剂：对于有痰的患者不宜给予可待因等强力镇咳药，以免影响痰液排出。咳嗽有痰且不易咳出者可用祛痰剂，主要有棕铵合剂 10ml/次，每日 3 次；盐酸氨溴索 30mg/次，每日 3 次；复方甘草合剂，溴己新（必嗽平）每日 3 次；乙酰半胱氨酸及标准桃金娘油等。

（4）氨茶碱、沙丁胺醇：支气管痉挛可用氨茶碱、沙丁胺醇等平喘药物。

4. 中医、中药治疗

辨证施治：风寒型（杏苏散加减）、风热型（桑菊饮加减）。

5. 抗生素治疗

应用抗生素要有病原学检查依据，否则不宜作为常规使用药物。

【护理评估】

1. 健康史

评估患者有无急性上呼吸道感染史，有无吸入过冷空气、粉尘、刺激性气体或烟雾，有无对花粉、有机粉尘、真菌孢子等过敏。寄生虫移行至肺，也可致病。

2. 身体状况

（1）评估患者咳嗽、咳痰情况，一般先为干咳或咳少量黏液痰，尔后转为黏液脓性，痰量增多，咳嗽加剧，偶有痰中带血。伴有支气管痉挛时可有气促和喘鸣。全身症状一般较轻。

（2）护理体检时可闻及两肺呼吸音粗糙，可有散在干、湿啰音。

3. 心理-社会状况

评估患者对上呼吸道感染疾病的重视程度，评估是否掌握疾病预防及注意事项，同时，注意患者所伴随的相应的心理反应，如呼吸道症状导致患者社会适应能力的改变，胸闷、气短所引起的紧张和焦虑等心理状态改变。

【护理诊断】

1. 清理呼吸道无效

与呼吸道感染、痰液黏稠有关。

2. 气体交换受损

与过敏、炎症引起支气管痉挛有关。

3. 疼痛：胸痛

与咳嗽、气管炎症有关。

【护理措施】

1. 一般护理

保持室内空气清新，定时通风，温、湿度适宜。

2. 观察生命体征

观察患者有无鼻塞、流涕、咽痛、声嘶等急性上呼吸道感染症状。监测生命体征尤其是体温、呼吸的变化。体温过高者严密监测体温变化，并记录。必要时遵医嘱给予降温措施，注意观察降温的效果，及时复测体温并记录。

3. 观察咳嗽、咳痰情况

观察咳嗽、咳痰情况，如咳嗽的性质、时间与节律、音色和痰液的性质及量。指导并鼓励患者有效地咳嗽、咳痰；痰液黏稠者遵医嘱给予雾化吸入，每日2~3次，每次15~20分钟，定时翻身、叩背并及时清除痰液。

4. 保持呼吸道通畅

鼓励患者多饮水（参考量：1500~2500ml/24h），以维持足够的液体入量，使痰液稀释，便于咳出。鼓励咳嗽、咳痰，多应用化痰药物治疗以稀释痰液，便于咳出，禁用或慎用镇咳药，以防抑制呼吸中枢，引起呼吸抑制，甚至昏迷。加强体位护理，勤翻身、叩背或其他物理排痰法。当出现症状时，应尽量取侧卧位。一般健侧卧位利于引痰，可左右交替卧位。

5. 正确指导老年人用药

按时服药，正确使用吸入药物或雾化吸入器，遵医嘱留取新鲜痰标本进行痰培养和药敏试验，并根据药敏结果使用抗生素。

6. 氧疗

间断吸氧，氧流量每分钟 1~2L，氧浓度 25%~29%。

【健康教育】

1. 帮助患者正确认识疾病，平时加强体育锻炼，增强体质，生活要有规律，避免过度劳累、受寒等诱发因素，预防感冒，宣传不吸烟。

2. 保证足够的水分摄入，选择高蛋白质、高维生素、清淡易消化的饮食。

3. 正确指导用药：告知患者药物名称、作用、剂量、使用方法及注意事项。

4. 改善劳动与生活环境，减少空气污染，保持室内空气清新，少去人群密集的公共场所，避免接触或吸入过敏原。

5. 出现咳嗽、咳痰等症状加重时，按医嘱用药。

6. 患病期间增加休息时间，避免劳累；饮食宜清淡、富于营养；按医嘱用药，如2周后症状仍持续应及时就诊。

第三章 肺　　炎

肺炎是指终末气道、肺泡和肺间质的炎症，可由病原微生物、理化因素、免疫损伤、过敏及药物所致。最常见为细菌性肺炎。近年来，由于环境改变，抗生素的不合理使用等，使医院获得性肺炎的发病率居高不下，而新的病原菌发生率及耐药菌株不断增加，使肺炎总的病死率有上升趋势。

【常见病因】

以感染为最常见病因，如细菌、病毒、真菌、寄生虫等，还有理化因素、免疫损伤、过敏及药物等。正常的呼吸道免疫防御机制使气管隆突以下的呼吸道保持无菌。是否发生肺炎取决于两个因素：病原体和宿主因素。如果病原体数量多，毒力强和（或）宿主呼吸道局部和全身免疫防御系统损害，即可发生肺炎。

病原体可通过下列途径引起肺炎：①空气吸入；②血行播散；③邻近感染部位蔓延。当病原体直接抵达下呼吸道后，滋生繁殖，引起肺泡毛细血管充血、水肿，肺泡内纤维蛋白渗出及细胞浸润。

【分类】

1. 通常按病程分类

可分为急性肺炎、亚急性肺炎和慢性肺炎。

2. 按发病场所和宿主状态分类

（1）社区获得性肺炎（CAP）：主要病原体为肺炎链球菌、衣原体、呼吸道合胞病毒等。

（2）医院获得性肺炎（HAP）：主要病原体为肺炎链球菌、金黄色葡萄球菌、肺炎克雷伯杆菌、不动杆菌等。

（3）护理院获得性肺炎（NHAP）：近一二十年来社会老年人口迅速增加，在发达国家老年护理院以及慢性病护理院相继大批建立。在护理院生活者是一组特殊人群，肺炎易患性增高，其临床特征和病原学分布介于 CAP 和 HAP 之间。

（4）免疫低下宿主肺炎（ICHP）：由于 HIV/ADIS 流行、肿瘤放化疗以及器官移植或其他疾病而接受免疫抑制剂治疗者是易感人群。

3. 病原学分类

对肺炎的治疗有重要意义，其主要可分为以下几类。

（1）细菌性肺炎：如肺炎链球菌、金黄葡萄球菌、肺炎克雷伯杆菌等。军团菌、支原体和衣原体等常被统称为"非典型病原体"。

（2）病毒性肺炎：如冠状病毒、呼吸道合胞病毒、流感病毒等。

（3）真菌性肺炎：如白色念珠菌、曲霉菌、隐球菌、肺孢子菌等。

（4）寄生虫性肺炎：如弓形虫、肺吸虫等。

【临床表现】

1. 症状

细菌性肺炎的常见症状为咳嗽、咳痰，或原有呼吸道症状加重，并出现脓性痰或血痰，伴或不伴疼痛。肺炎病变范围大者可有呼吸困难、呼吸窘迫。大多数患者有发热。

2. 体征

早期肺部体征无明显异常，重症者可有呼吸频率增快，鼻翼扇动，发绀。肺实变时有典型的体征，如叩诊浊音、语颤增强和支气管呼吸音等，也可闻及湿啰音。并发胸腔积液者，患侧胸部叩诊浊音、语颤减弱、呼吸音减弱。

【辅助检查】

1. 血液检查

细菌性肺炎可见白细胞计数和中性粒细胞增高，核左移，或细胞内见中毒颗粒。年老体弱、酗酒、免疫功能低下者白细胞计数可不增高，但中性粒细胞比例仍高。

2. 病原学检查

痰涂片革兰染色有助于诊断,但易受咽喉部寄植菌污染。为避免上呼吸道污染,应在漱口后取深部咳出的痰液送检,或经纤维支气管镜取标本送检,结合细菌培养,诊断敏感性较高。必要时做血液、胸腔积液细菌培养,以明确诊断。

3. 血清学检查

补体结合试验适用于衣原体感染。间接免疫荧光抗体检查多用于军团菌肺炎等。

4. 胸部 X 线检查

以肺泡浸润为主。呈肺叶、段分布的炎性浸润影,或呈片状或条索状影,密度不均匀,沿支气管分布。

【诊断标准】

1. 起病急,有寒战、发热、胸痛、咳嗽、咳痰,出现脓性痰或血痰等症状。

2. 血常规可以显示白细胞增多,中性粒细胞比例增高和核左移现象。

3. X 线检查:一例或两侧肺野炎性浸润阴影。

4. 支气管分泌物培养判定细菌种类,如肺炎球菌、链球菌或金黄色葡萄球菌等。

如果具备第 1~3 项即可诊断,第 4 项可确定病原菌。

【治疗原则】

病原学诊断对肺炎的治疗具有重要意义。肺炎的抗感染治疗应尽早进行,但从标本采集到病原体的分离鉴定需要时间,因此,应当参考不同类型肺炎病原谱的流行病学资料结合患者具体的症状体征进行经验性治疗,再根据病原学诊断结果结合药敏测试结果,选择敏感抗菌药物进行针对性治疗。

【护理评估】

1. 健康史

（1）患病及治疗经过

询问本病的有关病因，如有无着凉、淋雨、劳累等诱因，有无上呼吸道感染史；有无 COPD、糖尿病等慢性病史；是否使用过抗生素、激素、免疫抑制药等；是否吸烟，吸烟量有多少。

（2）目前病情与一般情况

日常活动与休息、饮食、排便是否规律，如是否有食欲缺乏、恶心、呕吐、腹泻等表现。

2. 身体状况

（1）一般状态

意识是否清楚，有无烦躁、嗜睡、反复惊厥、表情淡漠等；有无急性病容、鼻翼扇动。有无生命体征异常，有无血压下降、体温升高或下降等。

（2）皮肤、淋巴结

有无面颊绯红、口唇发绀、皮肤黏膜出血、浅表淋巴结增大。

（3）胸部

有无三凹征；有无呼吸频率、节律异常；有无胸部压痛、叩诊实音或浊音；有无肺泡呼吸音减弱或消失、异常支气管呼吸音、干湿啰音、胸膜摩擦音等。

3. 心理-社会状况

评估患者的心理状况，了解患者有无焦虑和恐惧心理。

【护理诊断】

1. 清理呼吸道无效

与胸痛、气管及支气管分泌物增多、痰液黏稠有关。

2. 气体交换功能受损

与肺实质炎症、呼吸面积减少有关。

3. 舒适的改变

与肺部炎症累及壁层胸膜引起胸痛、乏力有关。

4. 体温过高

与肺部感染有关。

5. 潜在并发症

低氧血症、感染性休克、窒息等。

【护理措施】

1. 休息与生活护理

发热患者应卧床休息，以减少氧耗量，缓解头痛、肌肉酸痛等症状。病房安静，环境适宜，室温18~20℃，湿度50%~60%，定时通风。

2. 口腔护理

高热及咳痰的患者应加强口腔护理，保持口腔清洁，预防口舌炎、口腔溃疡的发生。每日2次口腔护理，饭前、饭后漱口，口唇干燥者涂液状石蜡。

3. 饮食与补充水分

给予能提供足够热量、蛋白质和维生素的流质或半流质饮食，以补充高热引起的营养物质消耗。鼓励患者多饮水，每日1~2L。轻症者无需静脉补液，失水明显者可遵医嘱给予静脉补液，保持血钠<145mmol/L，尿比重<1.020，补充因发热而丢失较多的水和盐，加快毒素排泄和热量散发，尤其是食欲差或不能进食者。心脏病或老年人应注意补液速度，避免过快导致急性肺水肿。

4. 降温护理

高热时可采用乙醇擦浴、冰袋、冰帽等物理降温措施，以逐渐降温为宜，防止虚脱。儿童要预防惊厥，不宜用阿司匹林或其他解热药，以免大汗和干扰热型观察。患者出汗时，及时协助擦汗，更换衣服，避免受凉，使患者感觉舒适。

5. 病情观察

监测并记录生命体征，以便观察热型，协助医生明确诊断。重症肺炎不一定有高热，重点观察儿童、老年人、久病体弱者的病情变化。

6. 用药护理

遵医嘱使用抗生素，观察疗效和不良反应。应用头孢唑啉钠可出现发热、皮疹、胃肠道不适等不良反应，偶见白细胞减少和丙氨酸氨基转移酶增高；喹诺酮类药偶见皮疹、恶心等；氨基糖苷类抗生素有肾、耳毒性，老年人和肾功能减退者，应特别注意观察是否有耳鸣、头晕、唇舌发麻、蛋白尿、血尿等不良反应的出现。

7. 呼吸困难、咳嗽、咳痰护理

（1）抬高床头取舒适的平卧位，根据病情及血气分析结果选择给氧方式，重症肺炎或伴有低氧血症的患者出现明显呼吸困难、发绀者，要给予鼻导管或面罩吸氧。

（2）实施胸部物理疗法，指导并鼓励患者进行有效的咳嗽、咳痰，以利于排痰；对无力咳嗽或痰液干燥不易咳出者，给予雾化吸入、变换体位、翻身叩背等，使其保持呼吸道通畅。

8. 感染性休克的病情监测

（1）生命体征：有无心率加快、脉搏细速、血压下降、脉压变小、体温不升或高热、呼吸困难等，必要时进行心电监护；（2）精神和意识状态：有无精神萎靡、表情淡漠、烦躁不安、神志模糊等；（3）皮肤、黏膜：有无发绀、肢端湿冷；（4）出入量：有无尿量减少，疑有休克者每小时应测尿量及尿比重；（5）实验室检查：有无血气分析等指标的改变。

9. 感染性休克的抢救配合

发现异常情况，立即通知医师，并备好物品，积极配合抢救。

（1）体位：患者取仰卧中凹位，头胸部抬高20°、下肢抬高约30°，有利于呼吸和静脉血回流。

（2）吸氧：给予高流量吸氧，维持 $PaO_2>60mmHg$，改善缺氧症状。

（3）补充血容量：快速建立两条静脉通路，遵医嘱给予右旋糖酐或平衡液以维持有效血容量，降低血液黏稠度，防止弥散性血管内凝血；有明显酸中毒可应用5%碳酸氢钠静脉滴注，因其配伍禁忌较多，宜单独输入。随时监测患者一般情况、血压、尿量、尿比重、血细胞比容等；监测中心静脉压，作为调整补液速度的指标，中心静脉压<5cmH_2O可加快输液速度，达到10cmH_2O应慎重，输液不宜过快，以免诱发急性心力衰竭。下列证据提示血容量已补足：口唇红润、肢端温暖、收缩压>90mmHg、每小时尿量>30ml。如血容量已补足，每小时尿量<400ml，比重<1.018，应及时报告医师，注意有无急性肾衰竭。

（4）用药护理：遵医嘱输入多巴胺、间羟胺等血管活性药物。根据血压调整滴速，以维持收缩压在90~100mmHg为宜，保持重要器官的血液供应，改善微循环。输注过程中注意防止液体溢出血管外，以免引起局部组织坏死和影响疗效。联合使用广谱抗菌药物控制感染时，应注意药物疗效和不良反应。

10. 心理护理

评估患者的心理状态，有无焦虑等不良情绪，疾病是否影响了患者的日常生活和睡眠。对于病情危重者，医护人员应该陪在患者身边，安慰患者，使其保持情绪稳定，增强战胜疾病的信心。

【健康教育】

1. 患者及家属了解肺炎的病因及诱因，避免受凉、淋雨、吸烟、酗酒，防止过度劳累。有皮肤痈、疖、伤口感染、毛囊炎、蜂窝织炎时应及时治疗，尤其是免疫功能低下者（糖尿病、血液病、艾滋病、肝病、营养不良等）和慢性支气管炎、支气管扩张者。

2. 保证饮食均衡、营养充足，多饮水，并适当活动锻炼，以增强体质。

3. 室内常通风换气，在天气晴朗时，到室外呼吸新鲜空气，晒太阳。在感冒流行季节，应尽量避免去人多拥挤的场所。必要时佩戴口罩。

4. 指导患者遵医嘱按时服药，了解肺炎治疗药物的疗效、用法、疗程、不良反应，防止患者自行停药或减量，定时随访。

5. 特殊患者的康复护理，慢性病、长期卧床、年老体弱者，应注意经常改变体位、翻身、拍背，咳出气道痰液，有感染征象及时就诊。

6. 根据气温变化合理增减衣服。衣着宽松，保持呼吸通畅。

7. 积极治疗原有的慢性疾病，定期随访。

第四章 肺 脓 肿

肺脓肿是指由于一种或多种病原菌引起的肺组织化脓性感染，肺脓肿的早期为化脓性炎症，继而液化、坏死，由肉芽组织包围形成脓肿。其典型的临床特征为高热、咳嗽和咳大量脓臭痰。多发生于壮年及体弱有基础疾病的老人，男性多于女性。自抗生素合理应用以来，肺脓肿的发生率已明显降低。

【常见病因】

急性肺脓肿的感染细菌，多为上呼吸道和口腔的常植菌。肺脓肿常由厌氧菌引起，部分为需氧菌和厌氧菌的混合性感染。较常见的厌氧菌有消化链球菌、类杆菌属、微需氧链球菌等，其他细菌包括肺炎链球菌、金葡菌、肠杆菌科细菌。

【肺脓肿类型】

1. 吸入性肺脓肿

病原菌经口、鼻咽腔吸入，为肺脓肿发病的最主要原因。在神志不清、全身麻醉等情况下，口腔、鼻、咽部手术后的血块、齿垢以及呕吐物等，经气管吸入肺内，造成细支气管阻塞，病原菌繁殖即可致病。

2. 继发性肺脓肿

常继发于某些细菌性肺炎、支气管扩张、支气管肺癌、肺结核空洞、支气管囊肿等；支气管异物气道阻塞，是导致小儿肺脓肿的重要因素；肺部邻近器官化脓性病变，如膈下脓肿、肾周围脓肿、脊柱脓肿或食管穿孔感染、膈下脓肿穿孔穿破至肺也可形成肺脓肿。

3. 血源性肺脓肿

败血症和脓毒血症时，病原菌（多数为金葡菌）、脓毒菌栓，经血行播散到肺，引起小血管栓塞、肺组织发炎和坏死，形成肺脓肿。

【临床表现】

1. 症状

（1）急性吸入性肺脓肿

起病急骤，患者畏寒、发热，伴咳嗽、咳黏液痰或黏液脓痰、胸闷、气促，伴有多汗、乏力、食欲减退等。体温可高达 39~40℃，呈弛张热或稽留热型。早期痰量一般不多，10~14 天当脓肿破溃于支气管，咳出大量脓臭痰，每日可为 300~500ml。因有厌氧菌感染，痰有臭味，静置后分为3 层，由上而下为泡沫、黏液及脓渣。约 1/3 患者有不同程度的咯血。一般在咳出大量脓痰后，体温下降，全身毒性症状随之减轻。

（2）慢性肺脓肿

有慢性咳嗽、咳脓痰、反复咯血、继发感染和不规则发热等，常呈贫血、消瘦等慢性消耗病态。

（3）血源性肺脓肿

多先有原发病灶引起的畏寒、高热等全身脓毒血症的症状。经数日至数周才出现肺部症状，如咳嗽、咳痰等。通常痰量不多，极少咯血。

（4）继发性肺脓肿

临床症状视原发病而定，一般起病较缓慢，突然咳出大量脓臭痰的典型症状较少见。

2. 体征

与肺脓肿的大小和部位有关。病变较小或位于肺脏的深部，可无异常体征。病变较大，脓肿周围有大量炎症，叩诊呈浊音或实音，听诊呼吸音减低，有时可闻湿啰音。血源性肺脓肿体征大多阴性。慢性肺脓肿患者患侧胸廓略塌陷，叩诊浊音，呼吸音减低，可有杵状指（趾）。胸廓也有塌陷畸形，活动差。

【辅助检查】

1. 血常规检查

白细胞计数及中性粒细胞均显著增加，白细胞计数可达（20~30）$\times 10^9$/L，中性粒细胞在 0.8~0.9 及以上。慢性肺脓肿患者的白细胞无明显改变，但可有轻度贫血。

2. 病原体检查

痰液涂片革兰染色检查、痰液培养，包括厌氧菌培养和细菌药物敏感试验，有助于确定病原体和选择有效的抗生素治疗。血源性肺脓肿患者的血培养可发现致病菌。

3. 胸部 X 线检查

根据发病的类型、病期、支气管的引流是否通畅以及有无胸膜并发症而有所不同。

（1）吸入性肺脓肿：急性早期呈大片状均匀致密的炎性浸润阴影，咳出脓痰后，可出现脓腔及液平面，周围炎症样变化。慢性则表现为厚壁空腔，内壁不规则，周围炎症略消散，可伴纤维组织增生，并有不同程度的肺叶收缩、胸膜肥厚。纵隔移向患侧，健侧发生代偿性肺气肿。

（2）血源性肺脓肿：在一肺或两肺边缘部有多发的片状炎症阴影或边缘较整齐的球形阴影，其中可见脓腔及液平面。

（3）并发脓胸者，患侧呈大片浓密阴影；若伴发气胸可出现液平面。

4. CT 检查

可更好地了解病变范围、部位、空腔情况。少数脓肿内脓液未排出，表现为圆形块影，可见内有小空洞，真正呈实块的不多。纤维化明显的肺体积缩小，支气管完全闭塞可有肺不张。可见叶间胸膜增厚。脓肿破向胸腔形成脓胸或脓气胸，CT 片上有相应改变。

5. 支气管镜检查

有助于明确病因、病原学诊断及治疗。通过活检、刷检及细菌学、细胞学检查获取病因诊断证据，还可进行脓液吸引和病变部位注入抗生素，以提高疗效与缩短病程。

【诊断标准】

依据口腔手术、昏迷呕吐、异物吸入，急性发作的畏寒、高热、咳嗽和咳大量脓臭痰等病史，结合白细胞总数和中性粒细胞显著增高，肺野大片浓密炎性阴影中有脓腔及液平面的 X 线征象，可做出诊断。血、痰培养，包括厌氧菌培养，分离细菌，有助于做出病原诊断。有皮肤创伤感染，疖、痈等化脓性病灶，发热不退并有咳嗽、咳痰等症状，胸部 X 线检查示有两肺多发性小脓肿，可诊断为血源性肺脓肿。

【治疗原则】

1. 抗生素治疗

根据病因或细菌药物敏感试验结果选择有效抗菌药物。吸入性肺脓肿多为厌氧菌感染，多对青霉素治疗敏感。对青霉素过敏或不敏感者，可用林可霉素、克林霉素或甲硝唑等药物。开始给药采用静滴，体温通常在治疗后 3~10 天降至正常，然后改为肌注或口服。如抗生素有效，治疗应持续 8~12 周，直至胸片上脓腔和炎症完全消失或仅有少量稳定的残留纤维化。血源性肺脓肿多为葡萄球菌或链球菌感染，可选用耐 β-内酰胺酶的青霉素或头孢菌素。耐甲氧西林葡萄球菌感染选用万古霉素。

2. 脓液引流

可用祛痰药、雾化吸入，以利排痰。身体状况较好者可采取体位引流。有条件宜尽早应用纤维支气管镜冲洗及吸引治疗，可向脓腔内注入抗菌药物以加强局部治疗，提高疗效并缩短病程。

3. 手术治疗

手术适应证：①肺脓肿病程超过 3 个月，经内科治疗病变未见明显吸收，并有反复感染或脓腔过大（直径>5cm）不易吸收者；②大咯血内科治疗无效或危及生命者；③并发支气管胸膜瘘或脓胸经抽吸、冲洗治疗效果不佳者；④怀疑肿瘤阻塞时。

【护理评估】

1. 健康史

（1）患病及治疗经过

询问本病的有关病因，如有无误吸、皮肤外伤诱因，有无上呼吸道感染史；有无细菌性肺炎、支气管扩张、肺结核、支气管肺癌等肺部疾病；有无化脓性病变等。

（2）目前病情与一般状况

日常活动与休息、饮食、排便是否规律。评估痰液的颜色、性质、量、气味、有无异物等。

2. 身体状况

（1）一般状态

意识是否清楚；有无急性病容、鼻翼扇动情况；有无生命体征的异常，如体温升高、血压异常等。

（2）胸部

有无呼吸速率、节律和深度异常；胸廓两侧运动是否对称；有无异常支气管呼吸音、胸膜摩擦音、胸腔积液体征等。

3. 心理-社会状况

由于急性发病，症状凶猛，加之治疗时间长，患者常出现紧张、焦虑甚至恐惧等心理反应。咳脓臭痰者，可因难闻的气味而产生自卑或社会隔绝感。慢性患者病情反复发作，治疗周期长，加重家庭经济负担。

【护理诊断】

1. 体温过高

与肺组织炎性坏死有关。

2. 清理呼吸道无效

与脓痰聚积有关。

3. 舒适的改变

发热、胸痛等所致。

4. 焦虑

与疾病久治不愈有关。

【护理措施】

1. 病情观察

密切观测体温变化；观察并记录痰量、颜色、性质、气味；如发生咯血且咯血量较大时，嘱患者患侧卧位，床边备好抢救用物，并加强巡视，警惕大咯血或窒息的发生。

2. 降温护理

高热患者可采用乙醇擦浴、冰袋、冰毯机等措施物理降温，以逐渐降温为宜，防止虚脱。患者出汗时，及时协助擦汗、更换衣服，避免受凉。

3. 咳嗽、咳痰的护理

教会并鼓励患者进行有效的咳嗽，经常活动和变换体位，以利于痰液排出。鼓励患者每天饮水 1500ml 以上，以稀释痰液而易于咳出。观察痰的颜色、性质、气味和静置后是否分层，准确记录 24 小时痰量。

4. 用药护理

遵医嘱给予抗生素、祛痰药、支气管扩张药，或给予雾化吸入，以利于痰液稀释、排出。观察药物的疗效及不良反应。

5. 口腔护理

做好患者的口腔护理，晨起、饭后、体位引流后、临睡前协助患者漱口。

6. 饮食护理

给予高蛋白质、高维生素、高热量、易消化的饮食，避免油腻、辛辣刺激食物，影响呼吸道防御能力。食欲欠佳者可少量多餐。

7. 心理护理

根据患者的社会背景及性格特点，对每个患者提供个体化心理支持，并给予心理疏导和安慰，以增强战胜疾病的信心。

8. 体位引流的护理

体位引流是利用重力作用促使呼吸道分泌物流入气管、支气管排出体外。

（1）引流前准备：向患者解释体位引流的目的、过程、注意事项，监测生命体征和肺部听诊，明确病变部位。引流前 15 分钟遵医嘱给予支气管扩张药雾化吸入。备好排痰用纸或可弃去的一次性容器。

（2）引流的体位：引流的体位取决于分泌物潴留的部位和患者的耐受程度。原则上抬高患部位置，引流支气管开口向下，有利于潴留的分泌物随重力作用流入支气管和气管排出。首先引流上叶，然后引流下叶基底段。如果患者不能耐受，应及时调整姿势。头外伤、胸部创伤、咯血、严重心血管疾病和患者状况不稳定者，不宜采用头低位进行引流。

（3）引流时间：根据病变部位、病情和患者的状况，每天 1~3 次，每次 15~20 分钟，一般于饭前 1 小时，饭后或鼻饲后 1~3 小时进行。

（4）引流的观察：引流时应有护士协助，观察患者有无出汗、脉搏细弱、头晕、疲劳、面色苍白等症状，评估患者对体位引流的耐受程度，如患者出现心率超过 120 次/分、心律失常、血压异常、眩晕或发绀等，应立即告知医生。在体位引流过程中，鼓励并指导患者做腹式呼吸，辅以胸部叩击或震荡等措施，协助患者保持体位引流位进行咳嗽。对脓痰甚多且体质虚弱的患者应做监护，以免大量脓痰涌出但无力咳出而窒息。

（5）引流后护理：引流结束后，帮助患者采取舒适体位，弃掉污物。给予清水或漱口剂漱口，保持口腔清洁，减少呼吸道感染的机会。观察患者咳痰的情况，如颜色、性质、量，并记录。听诊肺部呼吸音的改变，评价体位引流的效果。

【健康教育】

1. 教会患者有效咳嗽、体位引流的方法，及时排出呼吸道异物，必要时采取胸部物理治疗协助排痰，以保持呼吸道通畅，促进病变的愈合。

2. 指导慢性病、年老体弱患者家属经常为患者翻身、叩背，促进痰液排除，疑有异物吸入时要及时清除。

3. 告知患者及家属抗生素治疗对肺脓肿的治疗非常重要，但疗程较长，需用药 8~12 周，为防止病情反复，应遵从治疗计划。

4. 重视口腔清洁，经常漱口，多饮水，预防口腔炎发生。彻底治疗龋齿、化脓性扁桃体炎、鼻窦炎、牙周溢脓等口腔、上呼吸道慢性感染病灶，防止病灶分泌物吸入肺内诱发感染。

5. 积极治疗皮肤外伤感染、痈、疖等化脓性病灶，不挤压痈、疖，防止血源性肺脓肿的发生。

6. 避免受寒、醉酒和极度疲劳导致的机体免疫力低下与气道防御清除功能减弱而诱发吸入性感染。注意劳逸结合，避免过度劳累，适当进行户外活动及轻度体育锻炼，以增强体质，防止感冒及其他并发症，戒烟、禁酒。

7. 患者出现高热、咯血、呼吸困难等表现时应警惕大咯血、窒息的发生，需立即就诊。

第五章　支气管扩张症

支气管扩张症是指由于支气管及其周围组织慢性炎症及支气管阻塞，引起支气管壁肌肉和弹力支撑组织结构较严重的病理性破坏，以致支气管管腔扩张和变形。它是一种常见的慢性支气管化脓性疾病，临床上以慢性咳嗽、咳大量脓痰和反复咯血为特征。多见于儿童和青年。随着免疫接种和抗菌药物的应用，本病的发病率已明显降低。

【常见病因】

支气管扩张的病因有先天性和继发性，先天发育缺陷和遗传性疾病引起者较少见，更多为后天获得性，多与以下因素有关。

1. 支气管-肺组织感染和阻塞，是最重要的发病因素。

2. 支气管先天性发育缺损和遗传因素，较少见。

3. 机体免疫功能失调，占30%左右。

【临床表现】

1. 症状

支气管扩张的主要症状是：咳嗽，咳脓痰，反复咯血，反复发生肺部感染，慢性中毒症状。临床症状的轻重与支气管病变的轻重、感染程度有关。痰量在体位改变时（如起床时或夜间转动体位时）增多，每日可达100~400ml。随病情进展症状日趋明显，主要表现如下。

（1）慢性咳嗽，咳脓痰，约90%的患者有此症状。咳嗽、咳痰常在晨起和夜间卧床时加重，痰量每日可达数百毫升，痰液静置后可见分层现象，上层为泡沫，中层为黏液，下层为脓性物和坏死组织，伴有厌氧菌感染时痰液有恶臭。

（2）慢性感染中毒症状，如食欲下降、消瘦、贫血，儿童可影响其生长发育。

（3）反复肺部感染，其特点是同一部位反复发生肺炎并迁延不愈。当支气管引流不畅、痰液堆积、炎症扩散到病变周围的肺组织时，出现高热、胸闷症状。

（4）多数患者反复咯血，咯血量差异较大，可从痰中带血到大量咯血，多为中等量或大量咯血，咯血量与病变范围和程度不一定一致。有的患者平时无咳嗽、咳脓痰等症状，反复咯血为唯一症状，临床称为"干性支气管扩张"。这与此类扩张的支气管多位于引流良好的部位，不易感染有关。常见于结核性支气管扩张，病变多在上叶支气管，引流较好。

反复感染和反复咯血可引起全身中毒症状如间歇性发热、乏力、食欲减退、消瘦、盗汗、贫血等，严重者可出现气急和发绀。

2. 体征

体征早期阴性，典型体征是在病变部位，常为两下肺持续存在的粗、中湿啰音，咳嗽、咳痰后湿啰音可暂时消失，以后又出现，病情进展或继发感染常可闻及肺下部、背部固定持久的较粗湿啰音，病变严重时可闻及哮鸣音。结核引起的支气管扩张，湿啰音多位于肩胛间区。咳大量脓痰患者常有杵状指、趾。

【辅助检查】

1. 血常规

周围血白细胞计数增高，中性粒细胞核左移，血沉往往增快。

2. 痰液检查

痰放置数小时后，可分三层，上层为泡沫，中层为黏液，下层为脓性物和坏死组织。若有厌氧菌混合感染，则痰有臭味。镜检可见弹力纤维、脓细胞和大量细胞碎片，可发现细菌、真菌等。

3. 胸部 X 线检查

病变区纹理增多、增粗，排列紊乱，若支气管内有分泌物潴留，则呈柱状增粗。由于支气管扩张常伴有间质性炎症，因此在纹理增多的同时伴有网状样改变；如果在胸片上显示大小和分布不等的蜂窝状，圆形或卵圆形透明区，提示囊状支气管扩张，有一定诊断价值。

4. 胸部 CT 检查

可显示支气管管壁增厚的柱状扩张或成串成簇的囊性改变，支气管由中心向外周逐渐变细的特点消失以及扩张气管内气液平面的存在。当支气管内径大于相伴行支气管动脉时，可以考虑支气管扩张的诊断。

5. 肺功能检查

由于肺脏具有极大的通气储备能力，病变比较局限的支气管扩张，患者的肺功能可无明显改变。柱状支气管扩张对肺功能影响较小，囊状支气管扩张因对支气管管壁破坏严重，可并发肺纤维化和慢性阻塞性肺疾病，肺功能可有明显改变。支气管扩张的肺功能损害主要表现为阻塞性通气功能障碍，FEV_1（1 秒钟用力呼气容积）、最大通气量、FEV_1/FVC（用力肺活量）及小气道用力呼气流速（$FEF\ 25\% \sim 75\%$）均降低，而残气量/肺总量比增高。支气管扩张发展至广泛性肺组织纤维化时，肺功能可出现弥散功能障碍。最近有研究证实，部分支气管扩张患者存在可逆性气流阻塞或气道高反应，主要表现为 FEV_1 和最大呼气流速降低。

6. 支气管镜检查

支气管镜检查对支气管扩张的诊断价值不大，但可明确支气管扩张患者的支气管阻塞或出血部位。此外，经保护性刷检和冲洗检查对确定支气管扩张感染的病原学有重要价值，且经支气管冲洗可清除气道内分泌物，对支气管扩张的病情控制有一定帮助，并可帮助发现支气管肿瘤、支气管内异物等病因。

【结核性与非结核性支气管扩张的鉴别要点】

表 5-1 结核性和非结核性支气管扩张的鉴别要点

鉴别指标	结核性	非结核性
发病基础	肺结核所致	支气管或肺化脓性感染所致
发病年龄	多在 30 岁以上	多在 30 岁以下
CT 征象	多在较大支气管	可在肺细支气管，位于肺边缘
病灶部位	大多数位于双肺上叶	大多数位于双肺下叶基底段
痰中结核菌	可为阳性	阴性

【诊断标准】

1. 多有童年患肺炎、百日咳等肺部严重感染病史。

2. 慢性反复发作，病程长，主要症状是咳嗽、咳脓痰和咯血。

3. 体征：病变局部可听到局限性粗、中湿啰音，咳嗽后可暂时减少或消失，部分患者有杵状指（趾）。

4. 胸部 X 线检查：胸部平片见肺纹理增粗，或粗乱肺纹理中见环状或条状透亮阴影，或呈卷发状阴影（纵切面可显示为"铁轨征"，横切面显示"环形阴影"、"印戒征"）。

5. 支气管碘油造影可确诊，并能明确病变部位、范围、性质及严重程度。但由于这一技术为创伤性检查，现已被 CT 取代，后者可在横断面上清楚地显示扩张的支气管。

【治疗原则】

1. 保持呼吸道通畅

（1）祛痰剂：祛痰剂可使痰液稀薄，便于排出，可用糜蛋白酶雾化吸入。或用多糖纤维分解剂，如溴己新，每次口服 8～16mg，每日 3 次；或氨溴索每次口服 30mg，每日 3 次，亦可将氨溴索经雾化吸入；或稀化黏素每次口服 300mg，每日 3 次。

（2）支气管扩张剂：部分病例由于支气管反应性增高或炎症刺激，可出现支气管痉挛，影响痰液排出。在不咯血的情况下，可口服氨茶碱 0.1g，每日 3 次，茶碱缓释片 0.1～0.2g，每日 2 次。必要时加用 β_2 受体兴奋剂喷雾吸入。

（3）体位引流：对有较多分泌物的患者，每天进行数次体位引流和胸部叩击有助于排出黏液，对支气管扩张的治疗具有重要价值。体位引流的作用有时较抗生素治疗更为重要，使病肺处于高位，其引流支气管开口向下可使痰液顺体位引流至气管而咳出。根据病变部位采取不同体位引流，每日 2～4 次，每次 15～30 分钟。体位引流时，间歇做深呼吸后用力咳，同时用手轻拍患部，可提高引流效果。在引流痰量较多的病例，应注意将痰液逐渐咳出，以防发生痰量过多涌出发生窒息，亦应注意避免过分增加患者呼吸和循环生理负担而发生意外。

（4）纤维支气管镜吸痰：经体位引流效果不佳者，可用纤维支气管镜进行吸痰，并进行生理盐水冲洗，可使黏稠痰液易于排出，且在冲洗后可向支气管黏膜喷入 1:1000 的肾上腺素，以消除黏膜水肿，有助于减轻支气管阻塞和促进排痰，并可局部使用抗生素以增强抗感染效果。

2. 支持疗法

包括加强营养，纠正脱水和贫血，缺氧患者行氧疗，以及戒烟等。

3. 控制感染

急性感染发作期，应积极应用抗生素控制感染。应根据症状、体征、痰液性状，尽量根据细菌培养及药物敏感试验结果选用抗生素。抗生素治疗时间需 1~3 周，以便达到理想效果。慢性支气管扩张患者主要应加强引流排痰，预防感冒，必要时辅以适当的抗菌药物。

4. 咯血的处理

咯血患者应安静休息，避免情绪紧张，必要时服用小剂量镇静止咳剂如喷托维林、可卡因等。但年老体弱肺功能不全者要慎用强镇咳药，以免抑制咳嗽反射和呼吸中枢而发生窒息。小量咯血经上述处理常可自行停止。咯血较多时应采取患侧卧位，轻轻将积血咯出，不要随意走动，饮水饮食温度不要过热过凉，以免引起咳嗽加重出血。如果出血量多、出血速度太快，应尽量将血块咯出，以免血块阻塞气道导致窒息。家属立即送往医院。目前治疗：药物治疗如氨甲苯酸、巴曲酶、糖皮质激素等；经支气管镜局部注射凝血酶或放置 Fogarty 导管行囊压迫止血；介入治疗支气管动脉栓塞止血；肺叶、肺段手术切除及止血。

5. 手术治疗

反复呼吸道急性感染或大咯血患者，其病变范围比较局限，在一叶或一侧肺组织，尤其以局限性病变反复发生威胁生命的咯血，经药物治疗不易控制，年龄 40 岁以下，全身情况良好，可根据病变范围作肺段或肺叶切除术。在手术前必须明确出血的部位。若病变较轻，且症状不明显，或病变较广泛累及双肺，并有呼吸功能严重损害的患者，则不宜手术治疗。

【护理评估】

1. 健康史

过去是否患过百日咳、麻疹、肺炎、肺结核、肺部感染史等及慢性咳嗽、咳大量脓痰和反复咯血及呼吸道感染等症状。

2. 身体状况

评估痰液的颜色、性状、气味和量的变化。监测患者的体温是否升高，有无感染与咯血。评估有无窒息的先兆症状，如患者主诉憋气、呛咳、严重呼吸困难、面色苍白、濒死感等。

3. 心理-社会状况

评估患者的心理状况，有无紧张、焦虑、烦躁不安等。

【护理诊断】

1. 清理呼吸道无效

与痰液（血液）量多、黏稠、咳嗽无效引起的痰液不易排出有关。

2. 窒息的危险

与痰液排出不畅及大咯血有关。

3. 营养失调

与反复感染而未及时补充营养有关。

4. 焦虑

与疾病迁延不愈有关。

【护理措施】

1. 专科护理

（1）休息和环境

急性感染或病情严重者应卧床休息，保持室内空气流通，维持适宜的温湿度，注意保暖。

（2）饮食护理

提供高热量、高蛋白质、富含维生素饮食，避免冰冷食物诱发咳嗽，少食多餐。指导患者在咳痰后及进食前后用清水或漱口液漱口，保持口腔清洁，促进食欲。鼓励患者多饮水，每天 1500ml 以上，以提供充足的水分，使痰液稀释，利于排痰。

（3）用药护理

按医嘱使用抗生素、祛痰剂和支气管舒张剂，指导患者掌握药物的疗效、剂量、用法和不良反应。

（4）病情观察

观察痰液的量、颜色、性质、气味和与体位的关系，痰液静置后是否有分层现象，记录 24 小时痰液排出量。观察咯血的颜色、性质及量。病情严重者需观察患者缺氧情况，是否有发绀、气促等表现。注意患者有无发热、消瘦、贫血等全身症状。

（5）体位引流

是利用重力作用促使呼吸道分泌物流入气管、支气管排出体外的方法，其效果与需引流部位所对应的体位有关。体位引流的方法：

1）引流前准备：向患者解释体位引流的目的、过程和注意事项，测量生命体征，听诊肺部明确病变部位。引流前 15 分钟遵医嘱给予支气管舒张剂（有条件可使用雾化器或手按定量吸入器）。备好排痰用纸巾或一次性容器。

2）引流体位：引流体位的选择取决于分泌物潴留的部位和患者的耐受程度，原则上抬高病灶部位的位置，使引流支气管开口向下，有利于潴留的分泌物随重力作用流入支气管和气管排出。首先引流上叶，然后引流下叶后基底段。如果患者不能耐受，应及时调整姿势。头部外伤、胸部创伤、咯血、严重心血管疾病和患者状况不稳定者，不宜采用头低位进行体位引流。

3）引流时间：根据病变部位、病情和患者状况，每天 1~3 次，每次 15~20 分钟。一般于饭前进行，早晨清醒后立即进行效果最好。如需在餐后进行，为了预防胃食管反流、恶心和呕吐等不良反应，应在餐后 1~2 小时进行。

4）引流的观察：引流时应有护士或家人协助，观察患者有无出汗、脉搏细弱、头晕、疲劳、面色苍白等表现，评估患者对体位引流的耐受程度，如患者出现心率超过 120 次/分、心律失常、高血压、低血压、眩晕或发绀，应立即停止引流并通知医生。

5）引流的配合：在体位引流过程中，鼓励并指导患者作腹式深呼吸，辅以胸部叩击或震荡等措施。协助患者在保持引流体位时进行咳嗽，也可取坐位以产生足够的气流促进排痰，提高引流效果。

6）引流后护理：体位引流结束后，帮助患者采取舒适体位，给予清水或漱口液漱口。观察患者咳痰的性质、量及颜色，听诊肺部呼吸音的改变，评价体位引流的效果，并记录。

2. 咯血、窒息的护理

（1）休息与卧位

小量咯血者以静卧休息为主，大量咯血患者应绝对卧床休息，尽量避免搬动患者。取患侧卧位，可减少患侧胸部的活动度，既防止病灶向健侧扩散，同时有利于健侧肺的通气功能。

（2）饮食护理

大量咯血者应禁食；小量咯血者宜进少量温、凉流质饮食，因过冷或过热食物均易诱发或加重咯血。多饮水，多食富含纤维素食物，以保持排便通畅，避免排便时腹压增加而引起再度咯血。

（3）对症护理

安排专人护理并安慰患者。保持口腔清洁，咯血后为患者漱口，擦净血迹，防止因口咽部异物刺激引起剧烈咳嗽而诱发咯血。及时清理患者咯出的血块及污染的衣物、被褥，有助于稳定情绪，增加安全感，避免因精神过度紧张而加重病情。对精神极度紧张、咳嗽剧烈的患者，可建议给予小剂量镇静剂或镇咳剂。

（4）保持呼吸道通畅

痰液黏稠无力咳出者，可经鼻腔吸痰。重症患者在吸痰前后应适当提高吸氧浓度，以防吸痰引起低氧血症。嘱患者将气管内痰液和积血轻轻咳出，保持气道通畅。咯血时轻轻拍击健侧背部，嘱患者不要屏气，以免诱发喉头痉挛，使血液引流不畅形成血块，导致窒息。

（5）用药护理

1）垂体后叶素可收缩小动脉，减少肺血流量，从而减轻咯血。但也能引起子宫、肠道平滑肌收缩和冠状动脉收缩，故冠心病、高血压患者及孕妇忌用。静脉点滴时速度勿过快，以免引起恶心、便意、心悸、面色苍白等不良反应。

2）年老体弱、肺功能不全者在应用镇静剂和镇咳药后，应注意观察呼吸中枢和咳嗽反射受抑制情况，以早期发现因呼吸抑制导致的呼吸衰竭和不能咯出血块而发生窒息。

（6）窒息的抢救

对大咯血及意识不清的患者，应在病床旁备好急救器械，一旦患者出现窒息征象，应立即取头低脚高45°俯卧位，面向一侧，轻拍背部，迅速排出在气道和口咽部的血块，或直接刺激咽部以咳出血块。必要时用吸痰管进行负压吸引。给予高浓度吸氧。做好气管插管或气管切开的准备与配合工作，以解除呼吸道阻塞。

（7）病情观察

密切观察患者咯血的量、颜色、性质及出血的速度，观察生命体征及意识状态的变化，有无胸闷、气促、呼吸困难、发绀、面色苍白、出冷汗、烦躁不安等窒息征象；有无阻塞性肺不张、肺部感染及休克等并发症的表现。

【健康教育】

1. 支气管扩张症的发生与呼吸道感染、支气管阻塞密切相关，因此必须向患者及家属宣传预防呼吸道感染的重要性。指导患者正确认识、对待疾病，积极配合治疗。

2. 及时治疗上呼吸道病灶，避免受凉，减少刺激性气体吸入，吸烟者应戒烟。

3. 注意口腔卫生，既可防止呼吸道感染，又能去除呼吸臭味。

4. 培养患者自我保健意识和能力，学会自我监测病情，掌握体位引流。有肺气肿者，应鼓励和指导其进行适当的呼吸运动锻炼，促进呼吸功能改善，恢复肺功能。

5. 生活起居要有规律，注意劳逸结合，保证适当休息。

6. 加强营养，保证每日所需，以增强机体抵抗力。

第六章　支气管哮喘

支气管哮喘，简称哮喘，是由多种细胞包括气道的炎症细胞和结构细胞（如嗜酸性粒细胞、肥大细胞、T淋巴细胞、中性粒细胞、平滑肌细胞、气道上皮细胞等）和细胞产物参与的气道慢性炎症性疾病。这种慢性炎症导致气道高反应性的增加，通常出现广泛多变的可逆性气流受限，并引起反复发作性的喘息、气急、胸闷或咳嗽等症状，常在夜间和（或）清晨发作、加剧，多数患者可自行缓解或经治疗后缓解。

哮喘是常见的慢性呼吸道疾病之一，一般儿童患病率高于青壮年，老年人群的患病率有增高趋势，成人男女患病率相近。

【常见病因】

病因目前还不十分清楚，受遗传因素和环境因素的双重影响。

1. 遗传因素

研究表明，哮喘具有明显的家族性。哮喘患者亲属的患病率高于群体的患病率，且亲缘关系越近，患者病情越重，其亲属患病率越高。

2. 环境因素

主要包括一些激发因素，如：①花粉、虫螨、烟尘、动物皮毛、棉絮、昆虫排泄物、二氧化硫、氨气等；②感染，如病毒、细菌、寄生虫等；③食物，如牛奶、蛋类、鱼、虾、蟹、豆类、巧克力、各种冷饮、食品加工用的亚硝酸盐类、染料、酒类、谷氨酸钠等；④药物，如阿司匹林及部分解热镇痛药，普萘洛尔等；⑤其他，气候变化、运动、妊娠及情绪激动、忧虑、紧张、恐惧和依赖心理等，一些疾病如鼻炎、鼻窦炎、胃-食管反流等也可加重哮喘。

【临床表现】

1. 症状

典型表现为发作性呼气性呼吸困难或发作性胸闷和咳嗽，伴哮鸣音，严重者呈被迫坐位或端坐呼吸，甚至出现发绀。有时咳嗽可为唯一症状（咳嗽变异型哮喘），干咳或咳大量白色泡沫样痰。哮喘症状在夜间及凌晨发作和加重常为哮喘的特征之一，可在数分钟内发作，持续数小时至数天，应用支气管舒张药缓解后或自行缓解。有些青少年的哮喘症状表现为运动时出现胸闷、咳嗽和呼吸困难，称为运动性哮喘。

2. 体征

发作时胸部呈过度充气征象，双肺可闻及广泛的哮鸣音，呼气音延长。但在轻度哮喘或非常严重哮喘发作时，哮鸣音可不出现。严重者常出现心率增快、奇脉、胸腹反常运动和发绀。非发作期体检可无异常。

【主要并发症】

1. 肺气肿

若哮喘反复发作，肺充气过度，肺残气量逐渐增多，肺组织破坏，可形成肺气肿。

2. 慢性肺源性心脏病

哮喘患者在合并肺气肿及呼吸衰竭基础上，肺功能进一步损伤，可发展为肺动脉高压和肺心病。

3. 慢性呼吸衰竭

长期反复哮喘发作导致气道阻塞可引起肺泡通气过低，肺通气与血流比例失调、肺内静脉血分流增加，发生低氧血症或Ⅰ型呼吸衰竭，此外气道阻力增大，呼吸功增加使呼吸肌负荷加重，缺氧导致呼吸肌疲劳伴 CO_2 潴留，发展为Ⅱ型呼吸衰竭。

4. 自发性气胸和纵隔气肿

因气道阻塞及肺泡过度膨胀导致肺泡内压增高，喘息加重或剧烈咳嗽易使胸膜下肺泡破裂，气体进入胸膜腔，从而发生气胸。如果肺泡破裂空气沿肺血管周围鞘膜进入纵隔则产生纵隔气肿。

5. 肺不张

哮喘患者气道阻塞或痉挛致使支气管狭窄，而气道上皮损伤和气道内黏稠分泌液潴留可形成黏液栓均可诱发肺不张。

【辅助检查】

1. 痰液检查

涂片在显微镜下可见较多嗜酸性粒细胞。

2. 通气功能检测

在哮喘发作时呈阻塞性通气功能改变，呼气流速指标均显著下降，FEV_1、1秒率［FEV_1占FVC比值（FEV_1/FVC%）］以及最高呼气流量（PEF）均减少。肺容量指标可见FVC减少、残气量增加、功能残气量和肺总量增加，残气占肺总量百分比增高。缓解期上述通气功能指标可逐渐恢复。病变迁延、反复发作者，其通气功能可逐渐下降。

3. 支气管激发试验（BPT）

用以测定气道反应性。吸入激发剂后其通气功能下降、气道阻力增加。运动亦可诱发气道痉挛，使通气功能下降。一般适用于通气功能在正常预计值的70%以上的患者。如FEV_1下降≥20%，可诊断为激发试验阳性。

4. 支气管舒张试验（BDT）

用以测定气道可逆性。有效的支气管舒张药可使发作时的气道痉挛得到改善，肺功能指标好转。常用吸入型的支气管舒张药如沙丁胺醇、特布他林及异丙托溴铵等。舒张试验阳性诊断标准：①FEV_1较用药前增加12%或以上，且其绝对值增加200ml或以上；②PEF较治疗前增加每分钟60L或增加≥20%。

5. 呼气峰流速及其变异率测定

呼气峰流速（PEF）可反映气道通气功能的变化。哮喘发作时PEF下降。此外，由于哮喘有通气功能时间节律变化的特点，常于夜间或凌晨发作或加重，使其通气功能下降。若昼夜PEF波动率≥20%，也符合气道可逆性改变的特点。

6. 动脉血气分析

哮喘发作时由于气道阻塞且通气分布不均，通气/血流比值失衡，可致肺泡气-动脉血氧分压差［$P_{(A-a)}O_2$］增大；严重发作时可有缺氧，PaO_2降低，由于过度通气可使$PaCO_2$下降，pH上升，表现呼吸性碱中毒。若重症哮喘，病情进一步发展，气道阻塞严重，可有缺氧及CO_2潴留，$PaCO_2$上升，表现呼吸性酸中毒。若缺氧明显，可合并代谢性酸中毒。

7. 胸部X线检查

早期在哮喘发作时可见两肺透亮度增加，呈过度通气状态；在缓解期多无明显异常。如并发呼吸道感染，可见肺纹理增加及炎性浸润阴影。同时要注意肺不张、气胸或纵隔气肿等并发症的存在。

8. 特异性变应原的检测

哮喘患者大多数伴有过敏体质，对众多的变应原和刺激物敏感。测定变应性指标结合病史有助于对患者的病因诊断和脱离致敏因素的接触。

【诊断标准】

1. 反复发作喘息、气急、胸闷或咳嗽，多与接触变应原、冷空气、物理化学性刺激、病毒性上呼吸道感染、运动等有关。

2. 发作时在双肺可闻及散在或弥漫性，以呼气相为主的哮鸣音，呼气相延长。

3. 上述症状可经治疗缓解或自行缓解。

4. 除外其他疾病所引起的喘息、气急、胸闷和咳嗽。

5. 临床表现不典型者（如无明显喘息或体征），应至少具备以下一项试验阳性：①支气管激发试验或运动试验阳性；②支气管舒张试验阳性；③PEF 日内变异率或昼夜波动率≥20%。

符合 1~4 条或 4、5 条者，可以诊断为支气管哮喘。

【哮喘根据临床表现的分期】

1. 急性发作期

指喘息、气急、咳嗽、胸闷等症状突然发生，或原有症状急剧加重，常有呼吸困难，以呼气流量降低为特征，常因接触变应原等刺激物或呼吸道感染等所致。可在数小时或数天内出现，偶尔可在数分钟内危及生命。

2. 慢性持续期

是指每周均有不同频度和（或）不同程度地出现喘息、气急、胸闷、咳嗽等症状。

3. 临床缓解期

系指经过治疗或未经治疗症状、体征消失，肺功能恢复到急性发作前水平，并维持 3 个月以上。

【哮喘病情严重程度的分级】

表 6-1　治疗前或初始治疗时哮喘病情严重程度的分级

分级	临床特点
间歇状态 (第 1 级)	症状<每周 1 次
	短暂出现
	夜间哮喘症状≤每月 2 次
	FEV_1≥80%预计值或 PEF ≥80%个人最佳值，PEF 或 FEV_1 变异率<20%
轻度持续 (第 2 级)	症状≥每周 1 次，但<每日 1 次
	可能影响活动和睡眠
	夜间哮喘症状>每月 2 次，但<每周 1 次
	FEV_1≥80%预计值或 PEF ≥80%个人最佳值，PEF 或 FEV_1 变异率20%～30%
中度持续 (第 3 级)	每日有症状
	影响活动和睡眠
	夜间哮喘症状≥每周 1 次
	FEV_1 60%～79%预计值或 PEF 60%～79%个人最佳值，PEF 或 FEV_1 变异率>30%
重度持续 (第 4 级)	每日有症状
	频繁出现
	经常出现夜间哮喘症状
	体力活动受限
	FEV_1<60%预计值或 PEF<60%个人最佳值，PEF 或 FEV_1 变异率>30%

【治疗期间控制水平分级】

表 6-2 治疗期间控制水平分级

	完全控制（满足以下所有条件）	部分控制（在任何1周内出现以下任何一项特征）	未控制（在任何1周内）
白天症状	无（或≤2次/周）	>2次/周	出现≥3项部分控制特征
活动受限	无	有	
夜间症状/憋醒	无	有	
需要使用缓解药的次数	无（或≤2次/周）	>2次/周	
肺功能（PEF或FEV_1）	正常或≥正常预计值/本人最佳值的80%	<正常预计值/本人最佳值的80%	
急性发作	无	≥每年1次	在任何1周内出现1次

【治疗原则】

目前尚无特效的治疗方法，但长期规范化治疗可使哮喘症状能得到控制，减少复发乃至不发作。

1. 脱离变应原

部分患者能找到引起哮喘发作的变应原或其他非特异刺激因素，使患者脱离变应原的接触是防治哮喘最有效的方法。

2. 药物治疗

（1）缓解哮喘发作

此类药物主要作用为舒张支气管，故也称支气管舒张药。

1）$β_2$肾上腺素受体激动药（简称$β_2$激动药）：$β_2$激动药是控制哮喘急性发作的首选药物。常用的短效$β_2$受体激动药有沙丁胺醇、特布他林和非诺特罗，作用时间为4~6小时。长效$β_2$受体激动药有福莫特罗、沙美特罗及丙卡特罗，作用时间为10~12小时。

（2）控制或预防哮喘发作

此类药物主要治疗哮喘的气道炎症，也称抗炎药。由于哮喘的病理基础是慢性非特异性炎症，糖皮质激素是当前控制哮喘发作最有效的药物。可分为吸入、口服和静脉用药。

2）抗胆碱药：吸入抗胆碱药如异丙托溴铵，为胆碱能受体（M受体）拮抗药，可以阻断节后迷走神经通路，降低迷走神经兴奋性而起舒张支气管作用，并有减少痰液分泌的作用。与β₂受体激动药联合吸入有协同作用，尤其适用于夜间哮喘及多痰的患者。

3）茶碱类：是目前治疗哮喘的有效药物。茶碱与糖皮质激素合用具有协同作用。口服给药：包括氨茶碱和控（缓）释茶碱，后者因其昼夜血药浓度平稳，不良反应较少，且可维持较好的治疗浓度，平喘作用可维持12~24小时，可用于控制夜间哮喘。最好在用药中监测血浆氨茶碱浓度，其安全有效浓度为6~15μg/ml。

1）吸入治疗：是目前推荐长期抗炎治疗哮喘的最常用方法。常用吸入药物有倍氯米松、布地奈德、氟替卡松、莫米松等，后两者生物活性更强，作用更持久。

2）口服剂：有泼尼松（强的松）、泼尼松龙（强的松龙）。

3）静脉用药：重度或严重哮喘发作时应及早应用琥珀酸氢化可的松，注射后4~6小时起作用，常用量为每日100~400mg；或甲泼尼龙（甲基强的松龙），每日80~160mg，起效时间更短（2~4小时）。地塞米松因在体内半衰期较长、不良反应较多，宜慎用，一般为每日10~30mg。

4）LT（白三烯）调节剂：通过调节LT的生物活性而发挥抗炎作用，同时具有舒张支气管平滑肌的作用，可以作为轻度哮喘的一种控制药物的选择。常用半胱氨酰LT受体拮抗药，如孟鲁司特钠10mg。

3. 免疫疗法

（1）特异性免疫疗法

采用特异性变应原（如螨、花粉、猫毛等）做定期反复皮下注射，剂量由低至高，以产生免疫耐受性，使患者脱（减）敏。除常规的脱敏疗法外，季节前免疫法针对一些季节性发作的哮喘患者（多为花粉致敏），可在发病季节前3~4个月开始治疗。

（2）非特异性免疫疗法

如注射卡介苗、转移因子、疫苗等生物制品抑制变应原反应的过程，有一定辅助的疗效。

【护理评估】

1. 健康史

（1）评估患病及治疗经过

询问患者发作时的症状，如喘息、呼吸困难、胸闷或咳嗽的程度、持续时间、诱发或缓解因素。了解既往和目前的检查结果、治疗经过和病情严重程度。了解患者对所用药物的名称、剂量、用法、疗效、不良反应等知识的掌握情况，尤其是患者能否掌握药物吸入技术，是否进行长期规律的治疗，是否熟悉哮喘急性发作先兆和正确处理方法，急性发作时有无按医嘱治疗等。评估疾病对患者日常生活和工作的影响程度。

（2）评估与哮喘有关的病因和诱因

①有无接触变应原，室内是否密封窗户，是否使用地毯、化纤饰品，是否有空调等可造成室内空气流通减少的因素存在，室内有无尘螨滋生、动物皮毛和排泄物、花粉等；②有无主动或被动吸烟，吸入污染空气如臭氧、杀虫剂、油漆和工业废气等；③有无进食虾蟹、鱼、牛奶、蛋类等食物；④有无服用普萘洛尔、阿司匹林等药物史；⑤有无受凉、气候变化、剧烈运动、妊娠等诱发因素；⑥有无哮喘家族史。

2. 身体评估

（1）一般状态

评估患者的生命体征和精神状态，有无嗜睡、意识模糊等意识状态改变，有无痛苦面容。观察呼吸频率和脉率的情况，有无奇脉。

（2）皮肤和黏膜

观察口唇、面颊、耳郭等皮肤有无发绀，唇舌是否干燥，皮肤有无多汗、弹性降低。

（3）胸部体征

评估胸部有无过度充气，观察有无辅助呼吸肌参与呼吸和三凹征出现。听诊肺部有无哮鸣音、呼气音延长，有无胸腹反常运动，但应注意轻度哮喘或非常严重的哮喘发作时，可不出现哮鸣音。

3. 心理-社会状况

哮喘是一种气道慢性炎症性疾病，患者对环境多种激发因子易过敏，发作性症状反复出现，严重时可影响睡眠和体力活动。评估患者有无烦躁、焦虑、恐惧等心理反应；有无忧郁、悲观情绪，以及对疾病治疗失去信心等。评估家属对疾病知识的了解程度和对患者关心程度、经济情况和社区医疗服务状况等。

【护理诊断】

1. 气体交换受损

与气道炎症、支气管痉挛、气道阻塞、气道分泌增加等有关。

2. 清理呼吸道无效

与痰液黏稠、无效咳嗽、疲乏等有关。

3. 知识缺乏

缺乏正确使用雾化吸入装置的相关知识和哮喘防治相关知识。

【护理措施】

1. 病情观察

观察患者意识状态，呼吸频率、节律、深度及辅助呼吸肌是否参与呼吸运动等，监测呼吸音、哮鸣音变化，监测动脉血气分析和肺功能情况，了解病情和治疗效果。哮喘严重发作时，如经治疗病情无缓解，做好机械通气准备工作。加强对急性期患者的监护，尤其是夜间和凌晨哮喘易发作，严密观察有无病情变化。

2. 环境与体位

有明确过敏原者，应尽快脱离。提供安静、舒适、温湿度适宜的环境，保持室内清洁、空气流通。根据病情提供舒适体位，如为端坐呼吸者提供床旁桌支撑，以减少体力消耗。病室不宜摆放花草，避免使用皮毛、羽绒或蚕丝织物。

3. 氧疗护理

重症哮喘患者常伴有不同程度的低氧血症，应遵医嘱给予鼻导管或面罩吸氧，吸氧流量为每分钟1~3L，吸入浓度一般不超过40%。为避免气道干燥和寒冷气流的刺激而导致气道痉挛，吸入的氧气应尽量温暖湿润。在给氧过程中，监测动脉血气分析。如哮喘严重发作，经一般药物治疗无效，或患者出现神志改变，$PaO_2 < 60mmHg$，$PaCO_2 > 50mmHg$ 时，应准备进行机械通气。

4. 饮食护理

约 20% 的成年患者和 50% 的患儿可因不适当饮食而诱发或加重哮喘，应提供清淡、易消化、足够热量的饮食，避免进食硬、冷、油煎食物，若能找出与哮喘发作有关的食物，如鱼、虾、蟹、蛋类、牛奶等，应避免食用。某些食物添加剂如酒石黄、亚硝酸盐（制作糖果、糕点中用于漂白或防腐）也可诱发哮喘发作，应当引起注意。戒酒、戒烟。哮喘急性发作时，患者呼吸增快、出汗，常伴脱水、痰液黏稠，形成痰栓阻塞小支气管加重呼吸困难。应鼓励患者每天饮水 2500~3000ml，以补充丢失的水分，稀释痰液。重症者应建立静脉通道，遵医嘱及时、充分补液，纠正水、电解质和酸碱平衡紊乱。

5. 口腔与皮肤护理

哮喘发作时，患者常会大量出汗，应每天以温水擦浴，勤换衣服和床单，保持皮肤的清洁、干燥和舒适，协助并鼓励患者咳嗽后用温水漱口，保持口腔清洁。

6. 用药护理

观察药物疗效和不良反应。

（1）β_2 受体激动药：指导患者按医嘱用药，不宜长期、规律、单一、大量使用。因为长期应用可引起 β_2 受体功能下降和气道反应性增高，出现耐药性。指导患者正确使用雾化吸入器，以保证药物的疗效。静脉滴注沙丁胺醇时应注意控制滴速（每分钟 2~4μg）。用药过程观察有无心悸、骨骼肌震颤、低血钾等不良反应。

（2）糖皮质激素：吸入药物治疗，全身性不良反应少，少数患者可出现口腔念珠菌感染、声音嘶哑或呼吸道不适，指导患者喷药后必须立即用清水充分漱口以减轻局部反应和胃肠吸收。口服用药宜饭后服用，以减少对胃肠道黏膜的刺激。气雾吸入糖皮质激素可减少其口服量，当用吸入剂时，通常需同时使用 2 周后再逐步减少口服量，指导患者不得自行减量或停药。

（3）茶碱类：静脉注射时浓度不宜过高、速度不宜过快、注射时间宜在 10 分钟以上，以防中毒症状发生，其不良反应有恶心、呕吐等胃肠道症状，心律失常、血压降低和兴奋呼吸中枢作用，严重者可致抽搐甚至死亡、用药时监测血药浓度可减少不良反应发生，其安全浓度为 6~

15μg/ml。发热、妊娠、小儿或老年，有心、肝、肾功能障碍及甲状腺功能亢进者不良反应增加。合用西咪替丁（甲氰咪胍）、喹诺酮类、大环内酯类药物等可影响茶碱代谢而使其排泄减慢，应加强观察。茶碱缓（控）释片有控释材料，不能嚼服，必须整片吞服。

（4）其他：色甘酸钠及尼多酸钠，少数患者吸入后可有咽喉不适、胸闷、偶见皮疹，孕妇慎用。抗胆碱药吸入后，少数患者可有口苦或口干感。酮替芬有镇静、头晕、口干、嗜睡等不良反应，对高空作业人员、驾驶员、操控精密仪器者应予以强调。

### 7. 促进排痰	### 8. 心理护理
痰液黏稠者可定时给予蒸气或氧气雾化吸入。指导患者进行有效咳嗽、协助叩背有利于痰液排出，无效者可用负压吸引器吸痰。	缓解紧张情绪：哮喘新近发生和重症发作的患者，通常感到情绪紧张，甚至惊恐不安，应多巡视患者，耐心解释病情和治疗措施，给予心理疏导和安慰，消除过度的紧张状态，对减轻哮喘发作的症状和控制病情有重要意义。

9. 指导患者正确使用吸入装置

（1）雾化吸入。

（2）定量雾化吸入器（MDI）：MDI 的使用方法为打开盖子，摇匀药液，深呼气后将喷嘴置于口中，以深而慢的方式经口吸气，吸气同时按压喷药，屏气 10 秒后缓慢呼气，休息 3 分钟后可重复使用 1 次。对难以掌握 MDI 吸入方法的儿童或危重患者，可以在 MDI 的基础上加储物罐，使药物在储物罐中停留数秒，增加吸入疗效。

（3）干粉吸入器：较常用的有准纳器、都保装置等。

1）都保装置：使用时取下瓶盖，一手垂直握住瓶体，一手握住底盖，先向右旋转再向左旋转直至听到"喀"一声后药物备用。吸入前先呼气，然后含住吸嘴，用力快速深吸气后屏气 10 秒。

2）准纳器：使用时一手握住外壳，另一手的大拇指放在拇指柄上向外推动至完全打开，推动滑竿直至听到"咔哒"声后将吸嘴放入口中，经口深吸气，屏气 10 秒。

3）使用干粉吸入装置时要注意防潮，不能对着装置呼气，不能用水清洗装置。

（4）MDI 对患者的配合要求较严格，患者掌握相对难，但价格相对便宜；而干粉吸入剂使用比较方便，但价格相对较贵。因此，应根据患者的具体情况选择合适的吸入装置，指导患者掌握正确的使用方法，降低哮喘的复发率。

【健康教育】

1. 疾病知识指导

指导患者及家属避免哮喘的诱因，了解病因、发病机制，正确认识哮喘的发病先兆、症状及哮喘发作时简单的紧急处理办法。帮助患者树立战胜疾病的信心，通过教育使患者懂得哮喘虽不能彻底治愈，但只要坚持充分的正规治疗，完全可以有效控制哮喘的发作，即患者可达到没有或仅有轻度症状，能坚持日常工作和学习。

2. 避免诱发因素

针对个体情况，指导患者有效控制可诱发哮喘发作的各种因素，如避免摄入引起过敏的食物；避免强烈的精神刺激和剧烈运动；避免持续的喊叫等过度换气动作；不养宠物；避免接触刺激性气体及预防呼吸道感染；戴围巾或口罩避免冷空气刺激；缓解期应加强体育锻炼、耐寒锻炼及耐力训练，以增强体质。

3. 自我监测病情

指导患者识别哮喘发作的先兆表现和病情加重的征象，学会哮喘发作时进行简单的紧急自我处理方法。学会利用峰流速仪来检测最大呼气峰流速（PEFR），做好哮喘日记，为疾病预防和治疗提供参考资料。

（1）峰流速仪的使用方法：将峰流速仪的指针拨到标尺"0"的位置，取站立位，尽可能深吸一口气，然后用口包住口含器后，以最快的速度，用1次最有力的呼气吹动游标滑动，游标最终停止的刻度，就是此次峰流速值。连续3次重复以上动作，将3次测量中最佳的一次数值记录下来。

（2）测定PEFR的最佳时间：测定PEFR每天两次，早晨起床后及晚上睡觉前，记录其最佳值；吸入β_2受体激动剂的患者，最好在用药前和用药10~15分钟后分别测量，记录两个值；如果每天只能测一次，最好固定在每天早晨起床后，或固定在每次吸药前或吸药后，可使测到的结果具有可比性，一旦出现变化可及早发现。

（3）PEFR的变异率：PEFR的变异率也反映了病情的严重程度。

日间变异率=PEFR 日间最高值-PEFR 日间最低值×100%

（4）峰流速监测结果：如果 PEFR 为个人最佳值的 80%～100%，日间变异率<20%，此为安全区，说明哮喘控制理想，可以按常规用药；PEFR 为个人最佳值的 50%～80%，日间变异率为 20%～30%，为警告区，说明哮喘加重，需及时到医院调整治疗方案；PEFR 为个人最佳值的 50%以下，日间变异率>30%，为危险区，说明哮喘严重，需要立即到医院就诊。

4. 用药指导

哮喘患者应了解自己所用各种药物的名称、用法、用量及注意事项，了解药物的主要不良反应及如何采取相应的措施来避免。指导患者或家属掌握正确的药物吸入技术，遵医嘱使用 β_2 受体激动药和（或）糖皮质激素吸入剂。与患者共同制订长期管理、防止复发的计划。

5. 心理-社会指导

精神-心理因素在哮喘的发生发展过程中起重要作用，培养良好的情绪和战胜疾病的信心是哮喘治疗和护理的重要内容。哮喘患者的心理反应可有抑郁、焦虑、恐惧、性格改变等，应给予心理疏导，使患者保持规律的生活和乐观情绪，积极参加体育锻炼，最大程度保持劳动能力，可有效减轻患者的不良心理反应。此外，患者常有社会适应能力下降（如信心及适应能力下降、交际减少等）的表现，应指导患者充分利用社会支持系统，动员与患者关系密切的家人和朋友参与对哮喘患者的管理，为其身心健康提供各方面的支持。

【支气管哮喘的预防】

1. 一级预防

从胎儿、婴幼儿开始，预防其发展为变应性体质。包括：①避免孕期和幼儿期吸烟和被动吸烟，同时应禁止在工作场所吸烟；②避免妊娠母亲及婴幼儿与变应原（住房潮湿、室内空气污染、尘、螨、蟑螂、动物皮毛及工作环境中致敏原）接触。

2. 二级预防

以婴幼儿为重点，防治病毒感染、变应性鼻炎及变应性皮炎，以防止哮喘发生。对尘、螨、宠物或蟑螂敏感的幼儿，应减少接触这些变应原，防止发病。对职业性变应原敏感并产生症状的人员，应避免接触。

3. 三级预防（早期干预）

早期诊断、早期治疗。在哮喘发病早期立即开始干预，防止发展为长期慢性持续性哮喘。有指证者可考虑免疫治疗。

第七章 肺 结 核

肺结核是当今世界最重要的慢性传染病之一，是由结核分枝杆菌引起的慢性肺部感染性疾病，占各器官结核病总数的 80%~90%，主要包括原发性肺结核、血行播散性肺结核、继发性肺结核和结核性胸膜炎，其基本病理特征为渗出、干酪样变、结核结节及其他增殖性组织反应，可伴空洞形成，其中痰中排菌称为传染性肺结核病，若能及时发现并给予正确合理治疗，绝大多数可获临床治愈。

肺结核是我国常见的多发的呼吸系统慢性传染病。我国活动性肺结核患者数居世界第二位。

【常见病因】

1. 传染源

痰结核杆菌阳性尤其是痰涂片结核杆菌阳性的肺结核患者是最重要的传染源。

2. 传播途径

最主要的传播途径是经呼吸道传染，当患者咳嗽、咳痰、打喷嚏、大声说话时，可产生大量的含结核杆菌的微滴，在空气不流通的室内可达 4~5 小时之久，患者的密切接触者则可能吸入而感染。进食患结核病奶牛的牛奶或奶制品，结核杆菌可寄居于宿主肠壁或扁桃体内形成原发感染而分别导致肠系膜淋巴结增大、颈淋巴结增大。通过皮肤损伤或切口直接接种的传播途径极少见，此外，偶有通过胎盘而发生胎内感染的报告。

3. 易感人群

（1）遗传学：黑人和因纽特人（爱斯基摩人）易患性高。

（2）新生儿未接种卡介苗或儿童中接种卡介苗后免疫力自然消退。

（3）职业：接触粉尘、护理工作。

（4）长期使用皮质激素类、免疫抑制剂药物者。

（5）免疫力降低或缺陷如艾滋病患者。

（6）营养不良、过度劳累使抵抗力下降。

（7）流动人口、难民、移民。

【临床表现】

各型肺结核的临床表现不尽相同，但有共同之处。

1. 症状

（1）全身症状

1）发热

发热是结核病最常见的全身中毒症状，通常有低热、中等度热及高热。多数为长期低热，每于午后或傍晚开始，次晨降至正常。

2）盗汗

夜间盗汗也是结核病患者有特征性的中毒症状之一。

3）疲乏无力

大约有 50% 的结核病患者感到疲乏无力。

4）体重减轻

轻型结核病患者由于食欲不振，加之发热消耗等致体重下降，重症者由于长期厌食、发热等慢性消耗，以致极度消瘦，呈一种"干瘦型"结核病体质。

5）血液系统异常

血液系统可发生继发性贫血，白细胞减少或增多，血小板减少，有的可出现类白血病样反应、弥漫性血管内凝血、紫癜及罕见的骨髓纤维化。

6）内分泌功能紊乱

由于结核菌代谢产物的作用，可致内分泌功能紊乱，表现最为突出的是月经失调和闭经。

7）结核超敏感症候群

包括结核风湿性关节炎、结节性红斑及疱疹性结膜角膜炎。

（2）呼吸系统症状

1）咳嗽、咳痰

咳嗽是肺结核病最常见的临床症状之一，特别是超过 3 周以上者。

2）咯血或痰中带血

1/3~1/2 的患者有不同程度的咯血，咯血易引进结核病变播散，特别是中到大量咯血时。

3）胸痛

胸痛不是肺结核病的特异性表现，也不代表结核病进展恶化。可表现为钝痛、隐痛，少数可有刀割样、针刺样或烧灼样疼痛。

4）气急或呼吸困难

初发的肺结核患者多无呼吸困难，只有肺部病变严重时，纵隔及支气管旁淋巴结增大压迫支气管时或并发气胸等情况才有可能出现呼吸困难。

2. 体征

因病变范围和性质而异。病变范围小可无异常体征。渗出性病变范围较大或干酪样坏死时可有肺实变体征。慢性纤维空洞型肺结核或胸膜粘连增厚时，可有胸廓塌陷，纵隔及气管向患侧移位。结核性胸膜炎早期有局限性胸膜摩擦音，以后出现典型胸腔积液体征。支气管结核可有局限性哮鸣音。

【辅助检查】

1. 痰结核分枝杆菌检查

是确诊肺结核最特异的方法，也是制定化疗方案和考核疗效的主要依据。临床上以直接涂片镜检最常用，若抗酸杆菌阳性，肺结核诊断基本可成立。为提高检出率，应收集患者深部痰液并连续多次送检。痰结核菌培养的敏感性和特异性高于涂片法，一般需培养 2~6 周，培养至 8 周仍未见细菌生长则报告为阴性。其他如聚合酶链反应（PCR）、基因芯片技术等方法也可为诊断提供帮助。

2. 影像学检查

不同类型肺结核的 X 线影像具有各自特点，X 线胸片可以早期发现肺结核，用于诊断、分型、指导治疗及了解病情变化。胸部 CT 检查能发现微小或隐蔽性病变、了解病变范围及进行肺部病变鉴别。

3. 结核菌素皮肤试验（PPD）

目前 WHO 和国际防痨和肺病联合会推荐使用的结核菌素为纯化蛋白衍生物（PPD），以便于国际间结核感染率的比较。PPD 试验常作为结核感染率指标，也常用于卡介菌纯蛋白衍生物（BCG）接种后免疫效果的考核，对儿童结核病的诊断有一定的辅助意义，对成人结核病则诊断意义不大，尤其我国是结核病高发国家，结核感染率高约80%，而且又是普种 BCG 的国家。皮内注射 PPD 5 IU 后 48~72 小时注射部位出现红润或硬结，硬结≥5mm 者为阳性，在美国及非结核分枝杆菌感染较多的地区，硬结≥10mm 为阳性，硬结≥20mm 或有水疱、坏死者为+++或++++，属强阳性，提示机体对结核杆菌抗原处于超敏状态，但难以借此判断是发病、活动或恶化。PPD 皮试强阳性同时伴有低热、消瘦、关节痛、血沉增快等临床表现者则对诊断有一定提示作用，应进一步检查。

4. 纤维支气管镜检查

对支气管结核的诊断有重要价值。也可取肺内病灶进行活检，提供病理学诊断。

【诊断方法】

根据结核病的症状和体征、肺结核接触史，结合胸部 X 线检查及痰结核分枝杆菌检查多可做出诊断。值得注意的是部分患者无明显症状，故 X 线健康检查是发现早期肺结核的主要方法。

【诊断程序】

1. 可疑症状患者筛选

咳嗽持续 2 周以上、咯血、午后低热、乏力、盗汗、月经不调或闭经，且有肺结核接触史或肺外结核者应考虑肺结核的可能性，需进行痰抗酸杆菌和胸部 X 线检查。

2. 是否肺结核

凡 X 线检查肺部发现有异常阴影者，必须通过系统检查，确定病变是结核性或其他性质。如果难以确定，可经 2 周短期观察后复查，大部分炎症病变会有所变化，而肺结核变化不大。

3. 有无活动性

如果诊断为肺结核，应进一步明确有无活动性病变，活动性病变必须给予治疗。有无活动性病变可凭借胸片病变表现判别。胸片表现为钙化、硬结或纤维化，痰检查不排菌，无任何症状，为无活动性肺结核。

4. 是否排菌

确定活动后还要明确是否排菌，是确定传染源的唯一方法。痰菌检查记录格式分别以涂（+）、涂（-）、培（+）、培（-）表示痰菌阳性或阴性。患者无痰或未查痰者，注明"无痰"或"未查"。

【临床分型】

1. 原发型肺结核

为Ⅰ型肺结核，人体初次感染结核菌后在肺内形成的病灶。包括肺内原发病灶、淋巴管炎和肺门淋巴结炎。多见于儿童，症状多较轻微而短暂，预后大多良好。

2. 血行播散型肺结核

为Ⅱ型肺结核，由结核菌侵入血循环引起。急性血行播散型肺结核有严重的全身中毒症状。常伴有结核性脑膜炎。亚急性和慢性血行播散型肺结核常无明显中毒症状，病情发展较慢。

3. 浸润型肺结核

为Ⅲ型肺结核，多见于成人，病变部位多在锁骨上、下肺部，症状根据病灶性质、范围大小和个体反应性而不同。一般有低热、盗汗等，严重者可高热，甚至形成干酪性肺炎。

4. 慢性纤维空洞型肺结核

为Ⅳ型肺结核，是肺结核的晚期类型。病程迁延，症状起伏，痰中常有结核菌，为结核病的主要传染源。

5. 结核性胸膜炎

为Ⅴ型肺结核，结核杆菌侵入胸膜引起。分为干性和渗出性两种。前者有胸痛、胸膜摩擦音。后者渗液较多时则可有呼吸困难、胸腔积液体征。

【治疗原则】

1. 肺结核化学治疗

化学治疗的主要作用在于迅速杀死病灶中大量繁殖的结核分枝杆菌，

使患者由传染性转为非传染性，中断传播、防止耐药性产生，最终达到治愈的目的。

（1）肺结核化学治疗的生物学机制

1）细菌生长速度与药物作用

结核分枝杆菌根据其代谢状态分为 A、B、C、D 四群。①A 菌群生长繁殖旺盛，致病力强，占细菌的绝大部分；大量的 A 群细菌多位于巨噬细胞外和肺空洞干酪液化部分，已被抗结核药所杀灭，也易产生耐药变异菌；②B 菌群处于半静止状态，多位于巨噬细胞内酸性环境中和空洞壁坏死组织中；③C 菌群处于半静止状态，可有突然间歇性短暂的生长繁殖，存在于干酪坏死灶中；④D 菌群为休眠菌，不繁殖，数量很少，无致病力和传染性。抗结核药物对不同菌群的作用各异，通常多数抗结核药物可以作用于 A 菌群，如异烟肼和利福平具有早期杀菌作用，在治疗的48 小时内迅速杀菌，使菌群数量明显减少，传染性降低或消失，痰菌阴转。B 菌群和 C 菌群由于处于半静止状态，抗结核药物的作用相对较差，有"顽固菌"之称。杀灭 B 和 C 菌群可以防止复发。抗结核药物对 D 菌群无作用。

2）耐药性

耐药性分为先天耐药和继发耐药。①先天耐药为结核分枝杆菌在自然繁殖中，由于染色体基因突变而出现的极少量天然耐药菌；单用一种药物可杀灭大量敏感菌，但对天然耐药菌无效，最终菌群中以天然耐药菌为主，使该抗结核药物治疗失败；②继发耐药是药物与结核分枝杆菌接触后，部分细菌发生诱导变异，逐渐能适应在含药环境中继续生存。

3）间歇化学治疗

结核分枝杆菌与不同药物接触后产生不同时间的延缓生长期。在结核分枝杆菌重新生长繁殖前再次投以高剂量药物，可使细菌持续受抑制直至最终被消灭。如结核分枝杆菌接触异烟肼和利福平24 小时后分别可有6~9 天和2~3 天的延缓生长期。间歇化学治疗减少了投药次数，节省了费用，也减轻了督导治疗的工作量和药物的不良反应。

4）顿服

抗结核药物血中高峰浓度的杀菌作用优于经常性维持较低药物浓度水平的情况。相同剂量药物 1 次顿服较每天分 2 次或 3 次服用血药浓度峰值高 3 倍。

（2）化学治疗的原则

早期、联合、适量、规律和全程治疗是化学治疗的原则。整个化疗方案分强化和巩固两个阶段。

1）早期

是指一旦发现和确诊结核后均应立即给予化学治疗。早期病灶内结核菌以 A 群为主，局部血流丰富，药物浓度高，可发挥其最大的抗菌作用，以迅速控制病情及减少传染性。

2）联合

是指根据病情及抗结核药的作用特点，联合使用两种以上药物。联合用药可杀死病灶中不同生长速度的菌群，提高疗效，还可减少和预防耐药菌的产生，增加药物的协同作用。

3）适量

指严格遵照适当的药物剂量用药。用药剂量过低不能达到有效血药浓度，影响疗效，易产生耐药性；剂量过大易发生药物不良反应。

4）规律

严格按化疗方案的规定用药，不可随意更改方案、遗漏或随意中断用药，以避免细菌产生耐药。

5）全程

指患者必须按治疗方案，坚持完成规定疗程，是提高治愈率和减少复发率的重要措施。

（3）常用抗结核药物

抗结核药物依据其抗菌能力分为杀菌剂与抑菌剂。常规剂量下药物在血液中（包括巨噬细胞内）的浓度能达到试管内最低抑菌浓度 10 倍以上时才能起杀菌作用，否则仅有抑菌作用。异烟肼（INH，H）和利福平（RFP，R）在巨噬细胞内外均能达到杀菌浓度，称全杀菌剂。异烟肼是单一抗结核药中杀菌力，特别是早期杀菌力最强者，其对不断繁殖的结核菌（A 群）作用最强。利福平对 A、B、C 菌群均有作用。吡嗪酰胺（PZA，Z）和链霉素（SM，S）为半杀菌剂。吡嗪酰胺能杀灭巨噬细胞内酸性环境中的结核菌，是目前 B 菌群最佳的半杀菌剂。链霉素主要杀灭巨噬细胞外碱性环境中的结核菌。乙胺丁醇（EMB，E）为抑菌剂，与其他抗结核药联用可延缓其他药物耐药性的发生。其他抗结核药物有乙硫异烟胺、丙硫异烟胺、阿米卡星、氧氟沙星、对氨基水杨酸等。常用抗结核药的剂量、主要不良反应和注意事项见表7-1。

表7-1　常用抗结核药物成人剂量、不良反应和注意事项

药名（缩写）	抗菌特点	每天剂量（g）	主要不良反应	注意事项
异烟肼（H，INH）	全杀菌剂	0.3	周围神经炎，偶有肝功能损害	避免与抗酸药同时服用，注意消化道反应、肢体远端感觉及精神状态
利福平（R，RFP）	全杀菌剂	0.45~0.6*	肝功能损害，过敏反应	体液及分泌物会呈橘黄色，使隐形眼镜永久变色；监测肝毒性及过敏反应；注意药物相互作用：加速口服避孕药、降糖药、茶碱、抗凝血剂等药物的排泄，使药效降低或失败
链霉素（S，SM）	半杀菌剂	0.75~1.0**	听力障碍，眩晕，肾功能损害	注意听力变化及有无平衡失调，用药前和用药后1~2个月进行听力检查，了解尿常规及肾功能的变化
吡嗪酰胺（Z，PZA）	半杀菌剂	1.5~2.0	胃肠道不适、肝功能损害、高尿酸血症、关节痛	监测肝功能，尤其是丙氨酸转移酶（ALT）水平；注意关节疼痛、皮疹等反应，监测血尿酸浓度
乙胺丁醇（E，EMB）	抑菌剂	0.75~1.0***	视神经炎	检查视觉灵敏度和颜色的鉴别力（用药前、用药后每1~2个月1次）

注：*：<50kg用0.45g，>50kg用0.6g；S、Z用量亦按体重调节；**：老年人每天0.75g；***：前2个月25mg/kg，其后减至15mg/kg。

（4）化学治疗方案

　　整个化疗分为强化和巩固两期。强化期旨在有效杀灭繁殖菌，迅速控制病情。巩固期的目的是杀灭生长缓慢的结核菌，以提高治愈率，减少复发。总疗程6~8个月，其中初治为强化期2个月/巩固期4个月，

复治为强化期 2 个月/巩固期 4~6 个月。①初治涂阳肺结核的常用治疗方案（含初治涂阴有空洞形成或粟粒型肺结核）：2HRZE/4HR、$2H_3R_3Z_3E_3/4H_3R_3$ 等；②复治涂阳肺结核的常用治疗方案有：2HRZSE/4~6HRE、$2H_3R_3Z_3S_3E_3/6H_3R_3E_3$；③初治涂阴肺结核的常用治疗方案有：2HRZ/4HR、$2H_3R_3Z_3/4H_3R_3$。其中药物前面的数字分别代表强化期和巩固期的月数，而药物后面的下标代表每周服药的次数，无下标者表示为每天服用。

2. 对症治疗

（1）毒性症状

一般在有效抗结核治疗 1~3 周内消退，不需特殊处理。若中毒症状重者，可在应用有效抗结核药的基础上短期加用糖皮质激素，以减轻中毒症状和炎症反应。

（2）咯血

咯血量较少时，嘱卧床休息（患侧卧位），消除紧张，口服止血药。中等或大量咯血时应严格卧床休息，取患侧卧位，保证气道通畅，注意防止窒息，并配血备用。大量咯血患者可用垂体后叶素，静脉缓慢推注（15~20 分钟）或静滴。必要时可经支气管镜局部止血，或插入球囊导管，压迫止血。咯血窒息是致死的主要原因，需严加防范和紧急抢救。

3. 外科手术治疗

手术指征：

（1）经过规则的化疗 9~12 个月，痰菌仍阳性的干酪性病灶、厚壁空洞。

（2）一侧毁损肺、支气管结核管腔狭窄伴远端肺不张或肺化脓症。

（3）结核性脓胸或伴支气管胸膜瘘。

（4）不能控制的大咯血。

（5）疑似肺癌或并发肺癌可能。

【护理评估】

1. 健康史

评估患者的生活条件、生活环境，与肺结核患者有无接触史。

2. 身体状况

评估患者体温、脉搏、呼吸和血压状况；评估患者有无咳嗽、咳痰、胸痛、咯血等症状；有无全身中毒症状，如乏力、午后低热、食欲减退、体重减轻和夜间盗汗等。大咯血时患者出现情绪紧张、面色灰暗、胸闷气促、咯血不畅，往往是窒息先兆，应引起警惕。咯血时注意患者呼吸次数、深度、节律、有无呼吸困难，两侧呼吸音有无改变。还要注意观察患者有无面色、脉搏、心律、神志等情况变化。

3. 心理-社会状况

咯血前患者情绪常不稳定，坐卧不安、胸闷等。一旦咯血，不论咯血多少，患者神情紧张，呼吸、心跳增快；反复咯血者常烦躁不安、焦虑，甚至恐慌，咯血一时不易终止，促使病情加重。

【护理诊断】

1. 疲乏

与活动性肺结核毒素多有关。

2. 知识缺乏

缺乏有关肺结核传播及化疗方面的知识。

3. 体温过高

与急性血行播散型肺结核、干酪型肺炎毒素多有关。

4. 有窒息的危险

与血管损伤、空洞内血管破裂有中等量咯血、空洞壁上大血管破裂引起大咯血引流不畅有关。

5. 低效性呼吸型态

与结核性胸膜炎有关。

6. 有传染的危险

与开放性肺结核有关。

7. 焦虑、恐惧

与被诊断为肺结核，当严重症状出现时感到生命受到死亡的威胁有关。

【护理措施】

1. 正确留取痰标本

肺结核患者有间断且不均匀排菌的特点，故需多次查痰，应指导患者正确留取痰标本。通常初诊患者应留3份痰标本（即时痰、清晨痰和夜间痰），夜间无痰者，应在留取清晨痰后 2~3 小时再留 1 份。复诊患者应每次送检 2 份痰标本（夜间痰和清晨痰）。

2. 病情观察

观察生命体征及神志变化。高热患者及时给予物理降温，遵医嘱给予药物降温；观察患者有无咳嗽咳痰及呼吸困难情况，必要时给予吸氧；对咯血患者密切观察其咯血的量、颜色及出血的速度，保持呼吸道通畅，防止咯血窒息的发生。

3. 合理休息

合理休息可以调整新陈代谢，使机体各器官的功能得以调节与平衡，并使机体耗氧量减低，呼吸次数和深度亦降低，使肺脏获得相对休息，有利于病灶愈合。休息的程度与期限决定于患者的代谢功能、病灶的性质与病变趋势。

（1）肺结核患者症状明显，有咯血、高热等严重结核病毒性症状，或结核性胸膜炎伴大量胸腔积液者，应卧床休息。

（2）恢复期可适当增加户外活动，以提高机体的抗病能力。

（3）轻症患者可在坚持化学治疗的同时，进行正常工作，但应避免过度劳累，保证充足的睡眠和休息。

（4）有效抗结核治疗 4 周以上且痰涂片证实无传染性或传染性极低的患者，应恢复正常的家庭和社会生活，可减轻患者的社会隔离感和焦虑情绪。

4. 饮食护理

（1）此病是一种慢性消耗性疾病，饮食宜高热量、富含维生素、高蛋白，以增强抵抗力，促进病灶愈合。

（2）食物的种类应富有变化，并供给平常所喜欢的食物，才能促进食欲。

（3）选择清凉、水分多、易入口的新鲜蔬菜、水果。

（4）避免烟、酒和太咸、太辣、太冷、太热、过于油腻、易产气的刺激性食物。

（5）退热时大量出汗，应多饮水，及时补充丢失的水分。

（6）如有大咯血时应禁食，咯血停止后可给半流质饮食。

（7）每周测体重 1 次并记录，了解营养状况是否改善。

5. 心理护理

护士应耐心向患者讲解疾病的知识及治疗的进展与效果，讲清不良情绪对疾病有害无利，并给予患者帮助与支持，使其建立一个乐观、平和的休养环境，积极配合治疗促进疾病康复。

6. 保持呼吸道通畅

（1）指导患者做深呼吸，将痰咳出。

（2）患侧卧位，减少患侧肺的活动有利于愈合。

（3）分泌物多时可采用体位引流法。

（4）咯血时应绝对卧床，安静休息，精神紧张者可给小剂量镇静剂，如地西泮（安定）。禁用吗啡，因可引起呼吸抑制。大咯血时采取紧急措施，保持呼吸道通畅，迅速清除口腔内血块，防止血块引起窒息。可在患侧胸部以冰囊冰敷或用沙袋压迫止血，并注意观察出血量及生命体征变化。

7. 用药护理

（1）抗结核化疗对控制结核病起决定性作用，护士应向患者及其家属反复强调化疗的重要性及意义，督促患者按医嘱服药，坚持完成规则、全程化疗，以提高治愈率、减少复发。

（2）向患者说明化疗药的用法、疗程、可能出现的不良反应及表现，督促患者定期检查肝功能及听力情况，如出现巩膜黄染、肝区疼痛、胃肠不适、眩晕、耳鸣等不良反应要及时与医生联系，不要自行停药，大部分不良反应经相应处理可以消除。

8. 预防并发症

（1）保持口腔清洁。鼓励患者将痰液咳出，每日咳痰后用生理盐水漱口，以去除口腔内的血腥味。

（2）保持皮肤清洁。衣服、被褥汗湿后，应及时更换，避免再次受凉，加重病情。

（3）长期卧床患者床单应保持平整、舒适，应予翻身，以预防压疮。

9. 预防传染

（1）控制传染源：加强卫生宣教，早期发现患者，积极治疗，保证患者合理用药，治愈肺结核。

（2）消毒隔离：患者居住的房间宜阳光充足、空气新鲜。嘱患者不随地吐痰，将痰吐在纸上用火焚烧。患者应单独使用一套用物，并定期消毒。病室可用15W紫外线灯照射2小时每天或隔天1次；或以0.1%～0.2%过氧乙酸1～2ml加入空气清新剂溶液内做空气喷雾消毒，每日2次。

（3）锻炼身体，增强抵抗力。

（4）药物预防：接种卡介苗，服用异烟肼预防。

【健康教育】

1. 疾病预防指导

（1）控制传染源

控制传染源的关键是早期发现和彻底治愈肺结核患者。肺结核病程长、易复发和具有传染性，必须长期随访。对确诊的结核患者，应及时转至结核病防治机构进行统一管理，并实行全程督导短程化学治疗（DOTS）。

（2）切断传播途径

①开窗通风，保持空气新鲜，可有效降低结核病传播；涂阳肺结核患者住院治疗时需进行呼吸道隔离，每天紫外线消毒病室；②结核菌主要通过呼吸道传播，患者咳嗽或打喷嚏时应用双层纸巾遮掩；不随地吐痰，痰液应吐入带盖的容器内，与等量的1%消毒灵浸泡1小时后再弃去，或吐入纸巾中，含有痰液的纸巾应焚烧处理；接触痰液后用流动水清洗双手；③餐具煮沸消毒或用消毒液浸泡消毒，同桌共餐时使用公筷，以防传染；④衣物、寝具、书籍等污染物可在烈日下暴晒进行杀菌。

（3）保护易感人群

①卡介苗接种：卡介苗（BCG）是一种无毒的牛型结核菌活菌疫苗，接种后可使未受过结核菌感染者获得对结核病的特异免疫力；其接种对象主要为未受感染的新生儿、儿童及青少年；②化学药物预防：对于高危人群，如与涂阳肺结核患者有密切接触且结核菌素试验强阳性者、HIV感染者、长期使用糖皮质激素及免疫抑制剂者、糖尿病等，可以服用异烟肼和（或）利福平以预防发病。

2. 疾病知识指导

嘱患者合理安排休息，恢复期逐渐增加活动，以提高机体免疫力但避免劳累；保证营养的摄入，戒烟酒；避免情绪波动及呼吸道感染。指导患者及家属保持居室通风、干燥，按要求对痰液及污染物进行消毒处理。与涂阳肺结核患者密切接触的家属必要时应接受预防性化学治疗。

3. 用药指导

（1）介绍药物知识

向患者及家属介绍有关药物治疗的知识，强调早期、联合、适量、规律和全程化学治疗的重要性，督促患者按医嘱服药，不得自行停药、漏服或改药。定期复查，坚持完成治疗，直到治愈。

（2）告知药物不良反应

护士应告知患者可能产生的不良反应，及时向医生报告其不良反应如食欲不振、肝区不适、巩膜黄染、耳鸣、眩晕等，不得擅自停药，而应遵照医嘱执行。多数不良反应经处理可以消失。抗结核药物可能出现的不良反应：异烟肼可发生周围神经炎，偶有肝功能损害；利福平可导致肝功能损害、胃肠道不适，过敏反应；服用利福平类药物，患者的分泌、排泄物（尿）可能出现砖红色。吡嗪酰胺可致胃肠道不适、肝功能损害，高尿酸血症、关节痛；链霉素可导致听力障碍、眩晕、肾功能损害、口周麻木、过敏性皮疹等。

（3）正确的服药方法

为减轻药物不良反应，利福平在早餐前 1 小时服用，其余抗结核药在早餐后服用。

第八章　慢性支气管炎

慢性支气管炎简称慢支，是指气管、支气管及其周围组织的慢性非特异性炎症。临床特征是慢性反复发作的咳嗽、咳痰或伴喘息，每年发病持续 3 个月，连续 2 年以上。病情常缓慢进展，可并发慢性阻塞性肺气肿和慢性肺源性心脏病。慢性支气管炎、慢性阻塞性肺气肿如有慢性气道阻塞、通气受限时称为阻塞性肺疾病，简称慢阻肺。

【常见病因】

1. 外因

（1）吸烟

吸烟对慢支的发生有肯定的关系，吸烟的时间愈长、吸烟量愈大，慢支的患病率愈高，戒烟可使病情减轻。研究证明，吸烟可引起支气管黏膜上皮细胞纤毛运动障碍；使杯状细胞黏液腺增生，分泌增多，导致分泌物在管腔内堆积；吸烟可使肺巨噬细胞吞噬能力降低；还可引起支气管痉挛，结果使气道的净化功能削弱，感染易于发生。

（2）感染

长期、反复感染是慢支发生和加重的重要因素。病毒和细菌是主要的病原体，肺炎支原体也可引起本病。细菌感染中以流感嗜血杆菌、肺炎球菌、甲型链球菌和奈瑟球菌最为多见。

（3）理化因素

刺激性烟雾、粉尘、大气污染的慢性刺激常为慢支的发病原因之一。

（4）气候

寒冷也是慢支发病的原因和诱因。寒冷，特别是气温骤然降低，可使呼吸道局部小血管痉挛，纤毛运动障碍，呼吸道黏膜防御功能减低，净化作用减弱，病毒和细菌易于入侵，繁殖引起本病。

(5) 过敏

慢支，尤其是喘息型患者，常有过敏史，痰液中嗜酸性粒细胞计数与组胺含量都有增高趋势，提示部分患者的发病与过敏有关。过敏原有尘埃、尘螨、细菌、真菌、花粉及化学气体等。

2. 内因

(1) 自主神经功能紊乱

部分慢支患者有副交感神经功能亢进现象，气道反应性较正常人高，微弱的外来刺激即可诱发大气道痉挛、分泌增多，引起咳嗽、咳痰或伴喘息。

(2) 呼吸道局部防御功能降低

老年人、性腺和肾上腺皮质功能衰退、呼吸道防御功能退化、免疫球蛋白减少、吞噬功能减退，为慢支的发病提供内在条件。

(3) 营养不良

维生素 A 及维生素 C 缺乏使呼吸道防御功能降低，黏膜上皮细胞修复功能减退，有利于慢支的发生和发展。

(4) 遗传因素

慢支患者家族患病率高于对照组，表明遗传因素也可能与本病有关。

【临床表现】

缓慢起病，病程长，反复急性发作而病情加重。

1. 症状

主要为咳嗽、咳痰，或伴有喘息。急性发作期指咳嗽、咳痰、喘息等症状突然加重，其主要原因是病毒、细菌、支原体或衣原体等引起呼吸道感染。

(1) 咳嗽

一般晨间咳嗽为主，睡眠时有阵咳或排痰。

(2) 咳痰

一般为白色黏液和浆液泡沫性痰，偶见痰中带血。清晨排痰较多，起床或体位变动可刺激排痰。

（3）喘息或气急

喘息明显者称为喘息性支气管炎，部分可能合并支气管哮喘。若伴肺气肿，可表现为劳动或活动后气急。

2. 体征

早期多无异常体征。急性发作期可在背部或双肺底听到干、湿啰音，咳嗽后可减少或消失。如合并哮喘可闻及广泛哮鸣音并伴呼气期延长。

3. 并发症

阻塞性肺气肿、支气管肺炎、支气管扩张症等。

【慢支的分型及分期】

1. 分型

（1）单纯型	（2）喘息型
仅有咳嗽、咳痰。	除咳嗽、咳痰外，还有喘息和哮鸣音，哮鸣音在阵咳时加剧，睡眠时明显。

2. 分期

根据病情可分为：

（1）急性发作期	（2）慢性迁延期
指1周内咳、痰、喘症状中任何一项明显加剧。	指咳、痰、喘症状迁延1个月以上者。

（3）临床缓解期
指症状基本消失或偶有轻微咳嗽，少量痰液，保持2个月以上者。

【辅助检查】

1. X线检查

早期无异常。反复发作引起支气管壁增厚，细支气管或肺泡间质炎症细胞浸润或纤维化，表现为肺纹理增粗、紊乱，呈网状或条索状、斑点状阴影，以双下肺野明显。

2. 呼吸功能检查

早期无异常。如有小气道阻塞时，最大呼气流速－容量曲线在 75% 和 50% 肺容量时，流量明显降低。

3. 血液检查

细菌感染时偶可出现白细胞总数和（或）中性粒细胞增高。

4. 痰液检查

可培养出致病菌。涂片可发现革兰阳性菌或革兰阴性菌，或大量破坏的白细胞和已破坏的杯状细胞。

【诊断标准】

凡咳嗽、咳痰或伴喘息反复发作，每年至少患病 3 个月，并连续 2 年或以上，排除其他心肺疾患（如肺结核、尘肺、哮喘、支气管扩张、肺癌、心脏病、心力衰竭）时可作出对本病的诊断。如症状每年持续不足 3 个月，而有明确客观检查为依据（如肺功能、X 线胸片、肺部 CT）也可诊断。

【治疗原则】

1. 急性加重期的治疗

（1）控制感染

抗菌药物治疗可选用喹诺酮类、大环内酯类、β-内酰胺类或磺胺类口服。如左氧氟沙星 0.4g，每天 1 次；罗红霉素 0.3g，每天 2 次；阿莫西林 2～4g/d，分 2～4 次口服；头孢呋辛 1.0g/d，分 2 次口服。病情严重时静脉给药。如能培养出致病菌，可按药敏试验选用抗菌药。

（2）祛痰镇咳

可用复方甘草合剂 10ml，每天 3 次；或复方氯化铵合剂 10ml，每天 3 次；也可用祛痰药溴己新 8～16mg，每天 3 次；盐酸氨溴索 30mg，每天 3 次；桃金娘油 0.3g，每天 3 次。干咳为主者可用镇咳药物，如右美沙芬、那可丁或其合剂等。

（3）平喘

有气喘者可加用解痉平喘药，如氨茶碱 0.1g，每天 3 次；或用茶碱控释剂；或长效 β_2 受体激动剂加糖皮质激素吸入。

2. 缓解期治疗

（1）戒烟

避免有害气体和其他有害颗粒的吸入。

（2）免疫调节剂或中医中药

如细菌溶解产物、卡介菌多糖核酸、胸腺肽等。

【护理评估】

1. 健康史

主要评估患者慢性支气管炎和肺气肿病史，评估环境、气候、理化等因素对发病的影响，评估本次发病的促发或诱发因素。

2. 身体状况

（1）评估神志：神志的变化可提示病情的进展与转归，因此观察神志十分重要。早期神志可表现为睡眠型态紊乱，昼夜睡眠颠倒，后期表现为嗜睡、昏迷。

（2）评估咳嗽、咳痰情况：正常情况下咳嗽可有助于排出气道分泌物，对保持呼吸道通畅发挥重要作用。但频繁、剧烈的咳嗽可影响休息与睡眠，还可损伤气道纤毛和黏膜上皮。因此，需对频繁、剧烈的咳嗽引起注意，观察咳嗽、咳痰的程度、持续时间、痰液量、性质及颜色。但有呼吸衰竭者要禁用镇咳药，以防止发生呼吸抑制，加重呼吸衰竭。

（3）评估呼吸情况：包括呼吸频率、节律、深度和用力情况。如呼吸困难为呼气性的，则可能存在小气道痉挛或狭窄。如呼吸浅慢，伴神志不清，常提示有肺性脑病，应及时给予处理。

（4）评估发绀情况：出现发绀是由于血中还原血红蛋白增多，使皮肤呈弥漫性青紫色。发绀常出现在皮肤薄，色素少而血液充足的部位，如口唇、甲床、鼻尖、耳垂、颊面等处。如发绀程度加重，范围扩大，则提示缺氧加重，需立即采取措施。

3. 心理-社会状况

评估患者是否掌握有效呼吸技巧，是否能正确咳嗽、咳痰，评估患者是否能认识预防及控制疾病的方法及要领。COPD 患者的心理问题主要有焦虑、紧张等。另外，由于 COPD 的慢性病程特点，患者可因生活质量明显下降而对疾病的治愈失去信心，或因长期病痛而导致社会支持的缺陷。对此，应给予及时全面的评估，以采取有效的护理措施。

【护理诊断】

1. 清理呼吸道无效

与呼吸道分泌物增多、黏稠有关。

2. 体温过高

与慢性支气管炎并发感染有关。

3. 潜在并发症

阻塞性肺气肿、支气管扩张症。

【护理措施】

1. 病情观察

评估基线呼吸功能的改变。观察痰液性状和排痰量、是否出现烦躁不安、呼吸急促加重、呼吸音的变化。若有变化应及时报告。

2. 日常护理

每周测量患者体重 3 次，评估水肿情况。

3. 保持呼吸道通畅

指导患者采取有效的咳嗽方式，遵医嘱用药、进行雾化吸入等，促进痰液的排出。确保患者补液充足（每天至少 3L）以稀释分泌物。

4. 饮食护理

注意饮食营养，给患者提供高热量、高蛋白膳食，以增强体质。饮食以高蛋白、高热量、高维生素、低脂、易消化为宜，多进食如瘦肉、蛋、奶、鱼、蔬菜和水果等。多饮水，每天不少于 1500ml。采用少食多餐方式，达到既保持患者能量又可避免疲劳的目的。

5. 减少急性发作

要点是增强体质、预防感冒、戒烟等，具体措施见本节"健康教育"。

6. 心理护理

解答患者提问，鼓励患者及家属排解对病情的担忧。请患者及其家属参与护理决定。适当时，介绍患者到其他支持性服务机构。

7. 物理治疗

必要时可对患者进行胸部物理治疗，包括体位引流、胸部叩击、振动受累肺叶。每日可进行数次。

餐前或餐后 1 小时，按时进行呼吸治疗。在支气管扩张药吸入治疗后需进行口腔清洁。

8. 适当活动

为使患者既保持能量又不致疲劳，需鼓励患者进行日常活动，并提供一些适当的消遣活动。帮助患者转变日常作息时间。

9. 用药护理

遵医嘱发药，并记录患者用药反应。

【健康教育】

指导患者及家属了解本病的相关知识，积极配合治疗，减少急性发作。增强体质、预防感冒、戒烟，均是防治慢性支气管炎的重要措施，还要避免被动吸烟，避免烟雾、化学物质等有害理化因素的刺激。注意劳逸结合，保证充足睡眠。平时多饮水，饮食清淡、富有营养、易消化。保持室内适宜的温湿度，通风良好。寒冷季节外出时适当增加衣物，防止受寒。根据自身情况选择参加合适的体育锻炼，如健身操、太极拳、跑步等，可增加耐寒训练，如冷水洗脸、冬泳等。部分患者可控制，不影响工作、学习；部分患者可发展成慢性阻塞性肺疾病，甚至肺心病，预后不良。应定期监测慢性支气管炎患者的肺功能，以及时选择有效的治疗方案，控制病情的发展。

第九章　慢性阻塞性肺疾病

慢性阻塞性肺疾病（COPD）是一种具有气流受限特征的可以预防和治疗的疾病，气流受限不完全可逆、呈进行性发展，COPD 主要累及肺脏，也可引起肺外的不良效应。

COPD 与肺部对香烟烟雾等有害气体或颗粒的异常炎症反应有关。急性加重和合并症对疾病的严重程度发生影响。

COPD 确切的病因可能与以下机制有关：①慢性炎症：目前普遍认为 COPD 以呼吸道、肺实质和肺血管的慢性炎症为特征，在肺的不同部位有肺泡巨噬细胞、T 淋巴细胞和中性粒细胞增加，部分患者有嗜酸性粒细胞增多；②蛋白酶与抗蛋白酶的失平衡；③氧化与抗氧化的不平衡；④自主神经系统功能紊乱。

【常见病因】

1. 吸烟

是主要因素。烟草中含有焦油、尼古丁和氢氰酸等化学物质，可使气道净化能力下降，破坏肺弹性纤维，诱发肺气肿形成。被动吸烟也可能导致呼吸道症状以及 COPD 的发生。孕期妇女吸烟可能会影响胎儿肺脏的生长及发育。

2. 职业性粉尘和化学物质

职业性粉尘和化学物质（烟雾、过敏原、工业废气及室内空气污染等）及过敏原等也是 COPD 的危险因素。

3. 大气污染

空气中的烟尘，化学气体如氯、氧化氮、二氧化硫，烹调时产生的大量油烟和生物燃料产生的烟尘，其他粉尘如二氧化硅、煤尘、棉尘、蔗尘等均为 COPD 的危险因素。

4. 感染

呼吸道感染是 COPD 发病和加剧的另一个重要因素，病毒也对 COPD 的发生和发展起作用。儿童期重度下呼吸道感染和成年时的肺功能降低及呼吸系统症状发生有关。

5. 社会经济地位

COPD 的发病与患者社会经济地位相关。

【临床表现】

1. 症状

（1）慢性咳嗽

通常为首发症状。病初常晨间咳嗽较重，以后早晚或整日均有咳嗽，但夜间咳嗽并不显著。也有部分病例虽有明显气流受限但无咳嗽症状。

（2）咳痰

咳嗽后通常咳少量黏液性痰，部分患者在清晨痰较多；合并感染时痰量增多，常有脓性痰。

（3）气短或呼吸困难

这是 COPD 的标志性症状，早期仅于劳力时出现，后逐渐加重，以致日常活动甚至休息时也感气短。

（4）喘息和胸闷

部分患者特别是重度患者有喘息；胸部紧闷感通常于劳力后发生，与呼吸费力、肋间肌等容性收缩有关。

（5）全身性症状

病情较重患者可能会发生全身性症状，如体重下降、食欲减退、外周肌肉萎缩和功能障碍、精神抑郁和（或）焦虑等。合并感染时可咳血痰或咯血。

2. 体征

COPD 早期体征可不明显。随疾病进展，常有以下体征：

（1）视诊及触诊

胸廓形态异常，如胸部过度膨胀、前后径增大、剑突下胸骨下角（腹上角）增宽及腹部膨凸等；常见呼吸变浅，频率增快，辅助呼吸肌如斜角肌及胸锁乳突肌参加呼吸运动，重症可见胸腹矛盾运动；患者不时采用缩唇呼吸以增加呼出气量；呼吸困难加重时常采取前倾坐位；低氧血症者可出现黏膜及皮肤发绀，伴右心衰竭者可见下肢水肿、肝脏增大。

（2）叩诊

肺肝界降低，肺叩诊可呈过度清音。

（3）听诊

两肺呼吸音可减低，呼气延长，平静呼吸时可闻干性啰音，两肺底或其他肺野可闻湿啰音；心音遥远，剑突部心音较清晰响亮。

【COPD 慢支型与肺气肿型临床特点的比较】

表 9-1　COPD 慢支型与肺气肿型临床特点的比较

	慢支型	肺气肿型
气短	轻	重
咳痰	多	少
支气管感染	频繁	少
呼吸衰竭	反复出现	终末期表现
X线胸片	纹理增重，心脏大	肺透光度增加、肺大疱、心界小
PaO_2（mmHg）	<60	>60
$PaCO_2$（mmHg）	50	<45
血细胞比容	高	正常
肺心病	常见	少见或终末期表现
气道阻力	高	正常至轻度
弥散能力	正常	降低

【辅助检查】

1. 肺功能检查

慢性支气管炎合并肺气肿时，第 1 秒用力呼气容积占用力肺活量百分比（$FEV_1/FVC\%$）是评价气流受限的一项敏感指标。吸入支气管舒张药后 $FEV_1/FVC<70\%$ 及 $FEV_1<80\%$ 预计值者，可确定为不能完全可逆的气流受限，残气量（RV）增高，残气容积占肺总量的百分比（RV/TLC）高于 40%。

2. 胸部 X 线检查

胸廓前后径增大，肋骨水平，肋间隙增宽，膈肌低平，两肺野透明度增高，肺纹理变细、减少，心脏悬垂狭长。

3. 动脉血气分析

动脉血氧分压（PaO_2）降低，二氧化碳分压（$PaCO_2$）增高，并可出现代偿性呼吸性酸中毒，pH 降低。

4. 其他

COPD 并发细菌感染时，外周血白细胞增高，核左移。痰培养可能检出病原菌。常见病原菌为肺炎链球菌、流感嗜血杆菌、卡他莫拉菌、肺炎克雷伯杆菌等。

【诊断要点】

COPD 的诊断主要依据慢性支气管炎和肺气肿的病史，排除其他心、肺疾患，即可作出临床诊断。不完全可逆的气流受限是 COPD 诊断的必备条件。诊断标准为：

1. 有慢性咳嗽、咳痰并出现呼吸困难。

2. 体检有肺气肿体征。

3. X 线胸片有肺气肿征象。

4. 肺功能检查残气量/肺总量（RV/TLC）>40%，一秒用力呼气容积/用力肺活量（FEV_1/FVC）<70%，经支气管扩张剂治疗 FEV_1 无明显改变。

【治疗原则】

COPD 的治疗原则：①避免接触任何刺激支气管的因素，如戒烟；②控制职业性或环境污染，避免或防止粉尘、烟雾及有害气体的吸入；③抗生素治疗。在未应用抗生素之前做痰细菌培养，选择敏感抗生素；④应用支气管扩张剂；⑤用肾上腺皮质激素治疗。

COPD 的治疗目的：①缓解症状；②预防疾病进展；③改善活动的耐受性；④改善全身状况；⑤预防治疗并发症；⑥预防治疗急性加重；⑦降低病死率。

1. 稳定期治疗

主要目的是减轻症状，阻止 COPD 病情发展，缓解或阻止肺功能下降，改善 COPD 患者的活动能力，提高其生活质量，降低死亡率。

（1）教育与管理

劝导吸烟的患者戒烟是减慢肺功能损害最有效的措施。因职业或环境粉尘、刺激性气体所致者，应脱离污染环境。

（2）支气管舒张药

短期按需应用以缓解症状，长期规律应用以减轻症状。

1）β_2 肾上腺素受体激动剂：可通过吸入或口服应用。沙丁胺醇气雾剂，每次 $100 \sim 200 \mu g$（$1 \sim 2$ 喷），定量吸入，疗效持续 $4 \sim 5$ 小时。长效制剂如沙美特罗等，每天仅需吸入 2 次。

2）抗胆碱能药：异丙托溴铵气雾剂，定量吸入，每次 $40 \sim 80 \mu g$（$2 \sim 4$ 喷），每天 $3 \sim 4$ 次。

3）茶碱类：茶碱缓（控）释片 0.2g，每 12 小时 1 次；氨茶碱 0.1g，每天 3 次。

（3）祛痰药

对痰不易咳出者可选用盐酸氨溴索 30mg，每天 3 次。N-乙酰半胱氨酸 0.2g，每天 3 次，或羧甲司坦 0.5g，每天 3 次。

（4）糖皮质激素

目前认为 $FEV_1 < 50\%$ 预计值并有并发症或反复加重的 COPD 患者可规律性吸入糖皮质激素治疗，有助于减少急性发作频率，提高生活质量。

（5）长期家庭氧疗

长期氧疗可以对伴有慢性呼吸衰竭的 COPD 患者的血流动力学、运动能力、肺生理和精神状态产生有益影响，从而提高生存率。适用于 Ⅲ 级重度 COPD 患者，具体指征：① $PaO_2 < 55mmHg$ 或 $SaO_2 < 88\%$，有或没有高碳酸血症；② $PaO_2 55 \sim 70mmHg$ 或 $SaO_2 < 89\%$，并有肺动脉高压、心力衰竭、水肿或红细胞增多症。一般用鼻导管吸氧，氧流量为 $1 \sim 2L/min$，吸氧持续时间 >15 小时/天。目的是使者在海平面水平，静息状态下，达到 $PaO_2 > 60mmHg$ 和（或）SaO_2 升至 90%。

（6）夜间无创机械通气

部分严重夜间低氧血症的 COPD 患者能够获益于夜间无创机械通气，目前常用方法包括：经鼻持续气道正压（CPAP）、经鼻间歇正压通气（IPPV）和经鼻/面罩双水平气道正压通气（BiPAP）。

2. 急性加重期治疗

首先确定导致急性加重期的原因，最常见的是细菌或病毒感染，使气道炎症和气流受限加重，严重时并发呼吸衰竭和右心衰竭。应根据病情严重程度决定门诊或住院治疗。

（1）低流量吸氧

发生低氧血症者可用鼻导管吸氧，或通过文丘里面罩吸氧。鼻导管给氧时，吸入的氧浓度与给氧流量有关，估算公式为吸入氧浓度 FiO_2（%）= 21+4×氧流量（L/min）。一般吸入氧浓度为 25%~29%，避免吸入氧浓度过高而引起 CO_2 麻醉现象，加重呼吸衰竭。

（2）支气管舒张药

同稳定期，有严重喘息症状者可通过小型雾化器给予较大剂量雾化吸入治疗。

（3）控制感染

根据病原菌种类及药物敏感情况，给予 β-内酰胺类/β-内酰胺酶抑制剂、头孢菌素、大环内酯类或喹诺酮类抗生素治疗。

（4）糖皮质激素

对需住院治疗的急性加重期患者可口服泼尼松龙 30~40mg/d；或静脉给予甲泼尼龙 40~80mg/d。连续 5~7 天。

（5）祛痰剂

溴己新 8~16mg，每天 3 次；或盐酸氨溴索 30mg，每天 3 次。

【护理评估】

1. 健康史

评估患者有无长期吸烟史，询问发作是否与气候改变有关，患者是否在感冒后加重，了解患者的职业，是否接触刺激性气体、化学物质、工业有机尘等职业致敏原。

2. 身体状况

（1）了解患者有无咳嗽、咳痰、喘息或气促等表现。慢性支气管炎患者往往有长期、反复的咳嗽；冬春寒冷季节加重，天气转暖缓解，逐年加重；清晨和入睡前咳嗽频繁，白天较轻。痰液多为白色黏痰或白色泡沫样痰，早晚排痰较多，偶有痰中带血，合并感染时痰量增多，且变为黏液脓性。喘息型慢性支气管炎可有喘息或气促。

（2）慢性支气管炎患者早期有无异常体征。急性发作期可有散在的干、湿啰音。喘息型者可闻及哮鸣音。如并发阻塞型肺疾病，可发现桶状胸，呼吸运动减弱，语颤减弱，肺部叩诊呈过清音，肺下界和肝浊音界缩小，听诊呼吸音减弱，呼气延长。

（3）心理-社会状况

由于病程长，反复发作，每况愈下，给患者家庭带来较重的精神和经济负担。患者常有烦躁不安、忧郁，容易产生不利于呼吸功能的消极情绪，不能坚持呼吸功能锻炼，对疾病治疗失去信心。此外，由于缺氧，年老者咳嗽无力，痰不易咳出，容易产生精神不振、失眠、语言交流费力等。

【护理诊断】

1. 气体交换受损

与气道阻塞、通气不足、呼吸肌疲劳、分泌物过多和肺泡呼吸面积减少有关。

2. 清理呼吸道无效

与分泌物增多而黏稠、气道湿度减低和无效咳嗽有关。

3. 焦虑

与健康状况的改变、病情危重、经济状况有关。

4. 活动无耐力

与疲劳、呼吸困难、氧供与氧耗失衡有关。

5. 营养失调：低于机体需要量

与食欲降低、摄入减少、腹胀、呼吸困难、痰液增多有关。

【护理措施】

1. 一般护理

（1）病情观察

密切观察咳、痰、喘症状及诱发因素，尤其是痰液的性质和量。合并感染时痰的颜色由白色黏痰变为黄色脓性痰。发绀加重常为原发病加重的表现。重症发绀患者应注意观察神志、呼吸、心率、血压及心肺体征的变化，如有条件可使用心电监护仪。

（2）体位

急性发作期有发热、喘息时应卧床休息取舒适坐位或半卧位。衣服要宽松，以减轻对呼吸运动的限制。

（3）饮食护理

每日饮水量应在 1500ml 以上。COPD 患者采用低糖类、高蛋白质、高纤维食物，同时避免产气食物。少食多餐，每餐不要吃太饱，少食可以避免腹胀和呼吸短促。

（4）心理护理

给予患者精神安慰，调动各种社会关系给予精神及物质关怀，介绍类似疾病治疗成功的病例，强调坚持康复锻炼的重要性。

（5）用药护理

观察用药后患者体温是否下降，咳嗽、咳痰症状是否减轻、肺部啰音是否消失。观察用药后痰液是否变稀，容易咳出。

2. 症状护理

咳嗽、咳痰的护理：胸部物理疗法，帮助患者清除积痰，控制感染；给予氧疗。胸部物理疗法包括：深呼吸和有效咳嗽、胸部叩击、体位引流、吸入疗法。

（1）深呼吸和有效咳嗽

鼓励和指导患者进行有效咳嗽，这是一项重要的护理。通过深呼吸和有效咳嗽，可及时排出呼吸道内分泌物，指导患者每 2~4 小时定时进行数次随意的深呼吸，在吸气终末屏气片刻后暴发性咳嗽，促使分泌物从远端气道随气流移向大气道。

（2）胸部叩击

通过叩击震动背部，间接地使附在肺泡周围及支气管壁的痰液松动脱落。方法为五指并拢，向掌心微弯曲，呈空心掌，腕部放松，迅速而规律地叩击背部。叩击顺序从肺底到肺尖，从肺外侧到内侧，每一肺叶叩击 1~3 分钟。叩击同时鼓励患者做深呼吸和咳嗽、咳痰。叩击时间 15~20 分钟为宜，每日 2~3 次，餐前进行。叩击时应询问患者的感受，观察面色、呼吸、咳嗽、排痰情况，检查肺部呼吸音及啰音的变化。

（3）体位引流

按病灶部位，协助患者取适当体位，使病灶部位开口向下，利用重力，借有效咳嗽或背部叩击将分泌物排出体外。引流多在早餐前1小时、晚餐前及睡前进行，每次10～15分钟，引流期间防止头晕或意外危险，观察引流效果，注意神志、呼吸及有无发绀。

（4）吸入疗法

利用雾化器将祛痰平喘药加入湿化液中，使液体分散成极细的颗粒，吸入呼吸道以增强吸入气体的湿度，达到湿润气道黏膜，稀释气道痰液的作用。在湿化过程中气道内黏稠的痰液和分泌物可因湿化而膨胀，如不及时吸出，有可能导致或加重气道狭窄甚至气道阻塞。在吸入疗法过程中，应密切观察病情，协助患者翻身、拍背，以促进痰液排出。

3. 氧疗护理

COPD急性发作期，大多伴有呼吸衰竭、低氧血症及 CO_2 潴留。I型呼吸衰竭患者可按需吸氧，根据缺氧程度适当调节氧流量，但应避免长时间高浓度吸氧，以防氧中毒。II型呼吸衰竭患者宜给予低流量吸氧，以免抑制呼吸。用氧前应向患者及家属做好解释工作，讲明用氧的目的、注意事项，嘱患者勿擅自调节氧流量或停止吸氧，以免加重病情。在吸氧治疗中应监测患者的心率、血压、呼吸频率及血气指标的变化，了解氧疗效果。注意勿使吸氧管打折，鼻腔干燥时可用棉签蘸水湿润鼻黏膜。

【健康教育】

1. 指导患者和家属了解疾病的相关知识，向患者宣教疾病的治疗是一个长期过程，要树立治疗信心，积极配合，坚持治疗，并督促患者按医嘱服药，争取病情的缓解。

2. 指导患者适当休息，避免过度劳累，注意营养的摄取，与患者及亲属共同制订休息和营养摄入计划。同时重视缓解期营养的摄入。①蛋白质每日摄入量为 1.2～1.5g/kg（体重），以优质蛋白为主；由于奶制品易使痰液变稠，同时应多饮水；②每日进食维生素 C 100mg、维生素 A 5000 国际单位，以增强支气管黏膜上皮的防御能力，维持正常的支气管黏液分泌和纤毛活动，改善呼吸道感染症状，促进支气管黏膜修复；③避免食用过冷、过热、生硬食物，因其可刺激气管引起阵发性咳嗽。

3. 指导患者，特别是缓解期的患者坚持锻炼以加强耐寒能力与机体抵抗力，注意保暖，避免受凉，预防感冒。病情较重的患者或长期卧床不起的患者，应给予适当的按摩防止压疮的产生。

4. 劝说吸烟者戒烟，向吸烟者宣传吸烟易引起呼吸道局部抵抗力下降，易于感染和发病，应积极戒烟。注意改善环境卫生，加强劳动保护，避免烟雾、粉尘和刺激性气体对呼吸道的影响。

5. 教会患者学会自我监测病情变化，尽早治疗呼吸道感染。

6. 慢性阻塞性肺疾病患者应坚持呼吸操训练：要学会腹式呼吸与缩唇呼吸。每日锻炼 2 次，每次 10~20 分钟，可以使膈肌活动度增加，达到改善呼吸动能的目的。

7. 如家庭条件允许，坚持长期家庭氧疗。每日 15 小时，最好在夜间进行，需要注意的是慢性阻塞性肺疾病患者氧疗时氧流量一定不可过高，保证持续低流量吸氧，即每分钟 1~2L，必须经常检查流量表，保证氧流量稳定在此范围内。

第十章　慢性肺源性心脏病

慢性肺源性心脏病简称慢性肺心病，是指由支气管-肺组织、胸廓或肺血管的慢性病变引起肺组织结构和（或）功能异常，产生肺血管阻力增加，肺动脉压力增高，使右心室扩张或（和）肥厚，伴或不伴右心功能衰竭的心脏病，并排除先天性心脏病和左心病变引起者。

慢性肺心病是我国呼吸系统的常见病，患病率存在地区差异，寒冷地区高于温暖地区，高原地区高于平原地区，农村高于城市。并随年龄增高而增加。男女无明显差异。冬春季节和气候骤变时易出现急性发作。

【常见病因】

按原发病的部位不同，分为三类：

1. 支气管、肺疾病

最多见为慢性阻塞性肺疾病，占 80%~90%，其次为支气管哮喘、支气管扩张症、重症肺结核、肺尘埃沉着症、间质性肺炎等。

2. 胸廓运动障碍性疾病

较少见，严重脊椎侧后凸、脊椎结核、类风湿关节炎、胸膜广泛粘连及胸廓成形术后造成的严重胸廓或脊椎畸形，以及神经肌肉疾患如脊髓灰质炎等，均可引起胸廓活动受限、肺受压、支气管扭曲或变形，导致肺功能受损。气道引流不畅，肺部反复感染，并发肺气肿或纤维化。

3. 肺血管疾病

慢性血栓栓塞性肺动脉高压、肺小动脉炎、原发性肺动脉高压等引起肺血管阻力增加、肺动脉高压和右心室负荷加重，发展为慢性肺心病。

4. 其他

原发性肺泡通气不足及先天性口咽畸形、睡眠呼吸暂停低通气综合征等均可产生低氧血症，引起肺血管收缩，导致肺动脉高压，发展成慢性肺心病。

【临床表现】

1. 肺、心功能代偿期

（1）症状	（2）体征
咳嗽、咳痰、气促，活动后心悸、呼吸困难、乏力、劳动耐力下降。急性感染可加重上述症状。	可有不同程度的发绀和肺气肿体征，偶有干、湿性啰音，心音遥远。有右心室肥厚的体征，部分患者可有颈静脉充盈。

2. 肺、心功能失代偿期

（1）呼吸衰竭	（2）右心衰竭
1）症状：呼吸困难加重，夜间为甚，常有头痛、失眠、食欲下降、白天嗜睡，甚至出现表情淡漠、神志恍惚、谵妄等肺性脑病的表现。 2）体征：明显发绀、球结膜充血、水肿，严重时出现颅内压升高的表现，腱反射减弱或消失，出现病理反射。可出现皮肤潮红、多汗。	1）症状：明显气促，心悸、食欲不振、腹胀及恶心等。 2）体征：发绀更明显，颈静脉怒张，心率增快，可出现心律失常，剑突下可闻及收缩期杂音，甚至出现舒张期杂音。肝大并有压痛，肝颈静脉回流征阳性，下肢水肿，重者可有腹水。少数患者可出现肺水肿及全心衰竭的体征。

3. 并发症

常可并发肺性脑病、酸碱平衡失调和电解质紊乱、心律失常、休克、消化道出血、弥散性血管内凝血（DIC）等。

【辅助检查】

1. 血液检查

红细胞和血红蛋白升高，红细胞电泳时间可延长，血液黏稠度增加。并发感染时，血白细胞计数和中性粒细胞增高。部分患者有肝功能、肾功能改变，血钾可增高，血钠、氯、钙、镁多低于正常。

2. 动脉血气分析

代偿期动脉血氧分压降低，或伴动脉血 CO_2 潴留，以呼吸性酸中毒最常见。

3. X 线检查

在原有肺、胸疾病特征的基础上，出现肺动脉高压症，如右下肺动脉干扩张、肺动脉段明显突出或其高度 ≥3mm、右心室肥大等，均是诊断肺心病的主要依据。

4. 心电图检查

主要表现为右心室肥大，如额面平均电轴 ≥+90°，重度顺钟向转位，V_1 导联 $R/S≥1$，$RV_1+SV_5≥1.05mV$，$V_{1～3}$ 呈 QS 波（除外心肌梗死），肺型 P 波等。有低电压和右束支传导阻滞，为可疑肺心病。

5. 心电向量图检查

主要表现为右心房、右心室肥大图形。

6. 超声心动图检查

测定右室流出道内径 ≥30mm，右心室内径 ≥20mm，右心室前壁厚度 ≥5mm，左、右心室内径比值<2，右肺动脉内径 ≥18mm，或肺动脉干 ≥20mm 等指标，以诊断肺心病。

7. 其他

痰细菌培养可判断致病菌。肺功能检查对早期或缓解期肺源性心脏病患者有意义。肺阻抗血流图的波幅及其微分波值多降低等，对诊断肺心病有参考价值。

【诊断要点】

根据患者有慢性支气管炎、肺气肿、其他胸肺疾病或肺血管病变，临床上有肺动脉高压、右心室增大或右心功能不全的表现，心电图、X 线胸片和超声心动图有右心增大肥厚的征象，可作出诊断。

【治疗原则】

1. 缓解期治疗

缓解期治疗是防止肺心病发展的关键。原则上采用中西医结合的综合治疗措施，目的是增强免疫功能，去除诱发因素，减少或避免急性加重的发生，使肺、心功能得到部分或全部恢复。如长期家庭氧疗、调节免疫功能和营养疗法等。

（1）冷水擦身和腹式呼吸及缩唇呼气

以改善肺脏通气等；耐寒及康复锻炼。

（2）对症治疗

镇咳、祛痰、平喘和抗感染等对症治疗。

（3）提高机体免疫力

药物如核酸酪素注射液（或过期麻疹减毒疫苗）皮下或肌内注射和（或）雾化吸入，每次 2~4ml，每周 2 次，或核酸酪素口服液每支10ml，每天 3 次，3~6 个月为 1 个疗程。肺炎疫苗皮下注射，免疫核糖核酸、母牛分枝杆菌、胎盘脂多糖肌内注射，人参、转移因子、左旋咪唑口服等。

（4）中医中药治疗

中医认为本病主要证候为肺气虚，其主要表现为肺功能不全。治疗上宜扶正固本、活血化瘀，以提高机体抵抗力，改善肺循环情况。可选用党参、黄芪、沙参、麦冬、丹参、红花等。对缓解期患者进行康复治疗及开展家庭病床工作能明显降低急性期的发作。

2. 急性加重期治疗

积极控制感染，保持呼吸道通畅，改善呼吸功能，纠正缺氧和 CO_2 潴留，控制呼吸衰竭和心力衰竭，积极处理并发症。

（1）控制呼吸道感染

感染是发生呼吸衰竭和心力衰竭的常见诱因，故需积极应用药物予以控制。宜根据痰培养和致病菌对药物敏感的测定结果选用抗生素，长期应用抗生素要防止真菌感染。一旦真菌已成为肺部感染的主要病原菌，应调整或停用抗生素，给予抗真菌治疗。没有培养结果时，根据感染的环境及痰涂片结果选用抗生素。常用青霉素类、氨基糖苷类、喹诺酮类及头孢菌素类药物。注意继发真菌感染的可能。

（2）改善呼吸功能

抢救呼吸衰竭应采取综合措施，包括缓解支气管痉挛、清除痰液、畅通呼吸道、持续低浓度（24%~35%）给氧、应用呼吸兴奋剂等。必要时施行气管切开、气管插管和机械呼吸器治疗等。

（3）控制心力衰竭

轻度心力衰竭给予吸氧，改善呼吸功能、控制呼吸道感染后症状即可减轻或消失。较重者加用利尿剂亦能较快予以控制。

（4）控制心律失常

一般经抗感染、纠正缺氧等治疗后，心律失常可自行消失。如持续存在可根据心律失常的类型选用药物。

（5）利尿剂的应用

利尿剂具有减少血容量、减轻右心负荷、消除水肿的作用。原则上选用作用轻的利尿药，宜短期、小剂量使用。如氢氯噻嗪 25mg，每天 1~3 次，一般不超过 4 天。重度而急需利尿者可用呋塞米（速尿）20mg，口服或肌注。利尿剂使用时应注意其可引起血液浓缩，使痰液黏稠，加重气道阻塞；电解质紊乱尤其是低钾、低氯、低镁和碱中毒，诱致难治性水肿和心律失常。因此，应用氢氯噻嗪、呋塞米等排钾药物时，应补充氯化钾或加用保钾利尿剂如氨苯蝶啶或螺内酯（安体舒通）等。中草药如复方五加皮汤、车前子、金钱草等均有一定利尿作用。

（6）血管扩张药的应用

血管扩张药可使肺动脉扩张，降低肺动脉高压，减轻右心负荷，但效果不理想。钙拮抗剂和前列环素等有降低肺动脉压作用，具有一定的疗效。

（7）抗凝治疗

应用普通肝素或低分子肝素防止肺微小动脉原位血栓的形成。

【护理评估】

1. 健康史

询问患者发病前有无明显的诱因，有无慢性支气管炎、支气管哮喘、支气管扩张、肺结核、胸廓脊柱畸形、原发性肺动脉高压症等病史。慢性肺源性心脏病急性发作以冬、春季多见，常因急性呼吸道感染、吸烟、寒冷季节而加重，尤其是反复发生的急性呼吸道感染，应注意诱发病情加重的因素及季节变化对其影响。

2. 身体状况

评估患者的生命体征、神志，有无肺性脑病。评估咳嗽、咳痰、呼吸困难、发绀等，观察痰的量及性状。评估患者的营养状况，皮肤和黏膜，查看水肿部位及程度。

3. 心理-社会状况

评估患者的心理状态及社会支持情况。患者常因疾病迁延不愈，临床疗效不显著，逐渐丧失生活和工作能力，出现心情沉重、情绪低落，对治疗缺乏信心，如遇家属由于长年照顾产生疲惫、不耐烦心态和冷漠，患者更易产生绝望厌世心理。

【护理诊断】

1. 气体交换受损
与肺血管阻力增高引起肺淤血、肺血管收缩导致肺血流量减少有关。

2. 清理呼吸道无效
与呼吸道感染、痰多而黏稠有关。

3. 活动无耐力
与心、肺功能减退有关。

4. 体液过多
与心输出量减少、肾血流灌注量减少有关。

5. 营养失调：低于机体需要量
与呼吸困难、疲乏等引起食欲减退有关。

6. 有皮肤完整性受损的危险
与水肿、长期卧床有关。

7. 潜在并发症
肺性脑病、心律失常、休克、消化道出血。

【护理措施】

1. 病情观察
肺心病急性发作时，观察呼吸困难、发绀、心悸、胸闷或下肢水肿，定期监测和记录患者的体温、脉搏、呼吸、血压、尿量。如缺氧和 CO_2 潴留急骤变化，可引起失眠、精神错乱、狂躁或表情淡漠、神志恍惚、嗜睡、昏迷等肺性脑病的表现，应及时报告医生并协助抢救。

2. 环境和体位
室内环境安静、舒适，空气洁净，保持合适的温湿度。冬季注意保暖，避免直接吸入冷空气。戒烟。患者取舒适体位，晚期患者常采取身体前倾位，使辅助呼吸肌共同参与呼吸。

3. 饮食护理
保证每日摄入足够的热量，宜进富含维生素、易消化食物，增进食欲。避免刺激性强、易于产气的食物，防止便秘、腹胀影响呼吸。对张口呼吸、痰液黏稠者，补充足够水分，并做好口腔护理。

4. 心理护理

观察患者呼吸困难类型，倾听患者的诉说。因呼吸困难可引起患者烦躁不安、恐惧，而不良情绪反应更加重呼吸困难，医护人员应陪伴患者身边，适当安慰患者，使患者保持情绪稳定和增强安全感。由于反复发作、多次住院，常给患者造成很大的精神压力和经济负担，护士要进行适当引导和安慰。帮助患者了解充分的休息有助于心肺功能的恢复。协助患者了解疾病过程，适应医院环境和生活方式，减轻心理焦虑和压力。和患者共同制订康复计划，在活动和呼吸肌锻炼中，给予鼓励和赞扬，使患者认识到自己有所进步，增强患者战胜疾病的信心。

5. 用药护理

遵医嘱应用消炎、镇咳、祛痰、平喘等药物，观察疗效和不良反应。

6. 氧疗护理

一般采用鼻导管持续低流量吸氧，每日 10～15 小时，提高血氧分压。

7. 保持呼吸道通畅

指导痰多黏稠、难咳的患者多饮水，遵医嘱每天用生理盐水、硫酸庆大霉素、α 糜蛋白酶等药物雾化吸入，指导患者采取有效咳嗽方式，护理人员或家属协助患者翻身、胸部叩击和体位引流，有利于分泌物的排出。

8. 促进有效排痰

（1）深呼吸和有效咳嗽：指导患者掌握有效咳嗽的正确方法。①患者坐位，双脚着地，身体稍前倾，双手环抱一个枕头，有助于膈肌上升；②进行数次深而缓慢的腹式呼吸，深吸气末屏气，然后缩唇（噘嘴），缓慢地通过口腔尽可能呼气（降低肋弓、腹部往下沉）；③再深吸一口气后屏气 3～5 秒钟，身体前倾，从胸腔进行 2～3 次短促有力的咳嗽，张口咳出痰液，咳嗽时收缩腹肌，或用自己的手按压上腹部，帮助咳嗽；或患者取俯卧屈膝位，可借助膈肌、腹肌收缩，增加腹压，有效咳出痰液。经常变换体位有利于痰液咳出。

对胸痛（胸部外伤或手术后）患者，避免因咳嗽而加重疼痛。采用双手或枕头轻压伤口的两侧，起固定或扶持作用，咳嗽时从两侧按压伤口，以抵消咳嗽所致的伤口局部牵拉。对胸痛明显者，可遵医嘱服用镇痛药30分钟后进行深呼吸和有效咳嗽，以减轻疼痛。

（2）湿化和雾化疗法：常用湿化剂有蒸馏水、生理盐水、低渗盐水。临床上常在湿化的同时加入药物以雾化方式吸入，可在雾化液中加入痰溶解药、抗菌药物、平喘药等，达到祛痰、消炎、镇咳、平喘的作用。

（3）胸部叩击和胸壁震荡：适于久病体弱、长期卧床、排痰无力者，禁用于未经引流的气胸、肋骨骨折、有病理性骨折史、咯血及低血压、肺水肿等患者。

（4）机械吸痰：适用于无力咳出黏稠痰液，意识不清或排痰困难者。每次吸引时间少于15秒钟，两次抽吸间隔时间大于3分钟。并在吸痰前、中、后适当提高吸入氧浓度，避免吸痰引起低氧血症。

（5）呼吸肌功能锻炼：其目的是改变浅而快呼吸为深而慢的有效呼吸。①腹式呼吸法（膈式呼吸锻炼）：指导患者取立位、坐位或平卧位，两膝半屈，使腹肌放松；两手分别放于前胸部和上腹部；用鼻缓慢吸气时，膈肌最大程度下降，腹肌松弛，腹部手感向上抬起，胸部手在原位不动，抑制胸廓运动；呼气时，腹肌收缩（腹部手感下降）帮助膈肌松弛，膈肌随腹腔内压增加而上抬，增加呼气潮气量；②缩唇呼气法：指导患者呼气时腹部内陷，胸部前倾，将口唇缩小（呈吹口哨样），尽量将气呼出，以延长呼气时间，同时口腔压力增加，传至末梢气道，避免小气道过早关闭，改善肺泡有效通气量。吸气和呼气时间比为1:2或1:3，尽量深吸慢呼，每分钟7~8次，每次10~20分钟，每天训练2次。

【健康教育】

1. 指导患者和家属了解疾病发生、发展过程及防治原发病的重要性。

2. 去除病因和诱因：鼓励患者戒烟，介绍戒烟成功的个案，指导戒烟方法。避免吸入尘埃、刺激性气体，避免进入空气污染、传染源公共场所及接触上呼吸道感染者。注意保暖，避免进出温差大的地方。

3. 避免或减少急性发作：预防感冒，可用核酸酪素注射液、疫苗预防。保持呼吸道畅通，坚持家庭氧疗。定期随访，合理使用治疗药物。

如出现轻微的呼吸道感染症状，应及时就诊。指导患者及家属观察并发症。

4. 增加抵抗力：适当休息，保证足够的热量、营养、维生素和水分，保持口腔清洁。进行体育、呼吸锻炼，如腹式呼吸、缩唇呼吸等，改善呼吸功能，提高机体免疫功能，延缓病情的发展。

5. 以中西医结合的综合措施，进行"冬病夏治"，治疗原则为活血化瘀、扶正固本。

第十一章 肺栓塞

肺栓塞（PE）是以各种栓子堵塞肺动脉系统为其发病原因的一组疾病或临床综合征的总称，包括肺血栓栓塞症、脂肪栓塞综合征、羊水栓塞、空气栓塞等。肺栓塞的严重程度主要取决于栓子的性质、大小、阻塞的范围、栓塞后释放的体液因子及原心肺功能状况。

肺血栓栓塞症（PTE）是指来自静脉系统或右心的血栓栓子进入肺循环，造成其分支堵塞，引起肺循环障碍的临床和病理综合征。PTE 占肺栓塞的绝大部分，通常在临床上所说的 PE 即指 PTE，引起 PTE 的血栓主要来源于深静脉血栓形成（DVT），PTE 常为 DVT 的并发症。

【常见病因】

1. 血栓

血栓形成肺栓塞常是静脉血栓形成的合并症。栓子通常来源于下肢和骨盆的深静脉，通过循环到肺动脉引起栓塞。血流淤滞、血液凝固性增高和静脉内皮损伤是血栓形成的促进因素。因此，创伤、长期卧床、静脉曲张、静脉插管、盆腔和髋部手术、肥胖、糖尿病、避孕药或其他原因的凝血机制亢进等，容易诱发静脉血栓形成。

2. 心脏病

心脏病为我国肺栓塞的最常见原因，占 40%。几乎遍及各类心脏病，合并心房颤动、心力衰竭和亚急性细菌性心内膜炎者发病率较高。以右心腔血栓最多见，少数亦源于静脉系统。

3. 肿瘤

肿瘤在我国为第 2 位原因，占 35%，远较国外 6% 为高。以肺癌、消化系统肿瘤、绒癌、白血病等较常见。

4. 妊娠分娩

妊娠和分娩肺栓塞在孕妇数倍于年龄配对的非孕妇，产后和剖宫产术后发生率最高。羊水栓塞也是分娩期的严重并发症。

5. 其他

其他少见的病因有长骨骨折致脂肪栓塞，意外事故和减压病造成空气栓塞，寄生虫和异物栓塞。

【临床表现】

1. 症状

PTE 的症状多种多样，但均缺乏特异性，症状的严重程度亦有很大差别，可从无症状、隐匿，到血流动力学不稳定，甚或发生猝死。常见症状有：

（1）不明原因的呼吸困难

多于栓塞后即刻出现，尤在活动后明显，为 PTE 最常见的症状。

（2）晕厥

可为 PTE 的唯一或首发症状。

（3）胸痛

PTE 引起的胸痛可以是胸膜炎性胸痛或心绞痛样胸痛。当栓塞部位靠近胸膜时，由于胸膜的炎症反应可导致胸膜炎性胸痛，发生率为40%~70%，呼吸运动可加重胸痛。心绞痛样胸痛的发生率仅为4%~12%，由冠状动脉血流减少、低氧血症和心肌耗氧量增加所致，不受呼吸运动影响。

（4）烦躁不安、惊恐甚至濒死感

由严重呼吸困难和剧烈胸痛引起，为 PTE 的常见症状。

（5）咯血

常为小量咯血，大咯血少见。急性 PTE 时，咯血主要反映局部肺泡的血性渗出，并不意味病情严重。当呼吸困难、胸痛和咯血同时出现时称为"肺梗死三联征"。

（6）咳嗽

早期为干咳或伴有少量白痰。

2. 体征

（1）呼吸系统体征

呼吸急促最常见；发绀；肺部有时可闻及哮鸣音和（或）细湿啰

音，肺野偶可闻及血管杂音；合并肺不张和胸腔积液时出现相应的体征。

（2）循环系统体征

主要是急性肺动脉高压和右心功能不全的体征，以及左心心搏量急剧减少的体征。表现为：①常见心动过速，并可见心律失常；②23%的患者可闻及肺动脉瓣区第二心音（P_2）亢进或分裂，$P_2>A_2$，存在三尖瓣反流时三尖瓣区可闻收缩期杂音；③血压变化，病情严重的患者可出现血压下降，甚至休克，通常提示为大块肺血栓栓塞。

（3）发热

多为低热，少数患者体温可达38℃以上。

3. 深静脉血栓形成的表现

如肺栓塞继发于下肢深静脉血栓形成，可伴有患肢肿胀、周径增粗、疼痛或压痛、皮肤色素沉着和行走后患肢易疲劳或肿胀加重。

【临床分型】

1. 急性肺血栓栓塞症

（1）大面积PTE：以休克和低血压为主要表现，收缩压<90mmHg或与基线值相比，下降幅度≥40mmHg，持续15分钟以上。须排除新发生的心律失常、低血容量或感染中毒症所致的血压下降。

（2）非大面积PTE：未出现休克和低血压的PTE。如出现右心功能不全或超声心动图提示有右心室运动功能减弱（右心室前壁运动幅度<5mm），则为次大面积PTE亚型。

2. 慢性血栓栓塞性肺动脉高压

以慢性、进行性肺动脉高压为主要表现，后期出现右心衰竭，影像学检查证实肺动脉阻塞。右心导管检查示静息肺动脉平均压>25mmHg，活动后肺动脉平均压>30mmHg；超声心动图检查示右心室壁增厚。

【辅助检查】

1. 实验室一般项目检查

白细胞计数增加，血沉快，血清胆红素升高，谷草转氨酶正常或轻度升高，乳酸脱氢酶和肌酸激酶高，但对 PTE 的诊断无特异性。而心肌酶谱明显增高，将有利于 PTE 与急性心肌梗死的鉴别诊断。

2. 动脉血气分析

表现为 $PaO_2 < 80mmHg$，$P_{(A-a)}O_2 > 20mmHg$，低碳酸血症 $< 36mmHg$。实际上，在衰老的生理变化过程中，PaO_2 缓慢地进行性减少，而 $P_{(A-a)}O_2$ 则随年龄增加。

3. D-二聚体检测

D-二聚体交联的纤维蛋白降解产物的良好标记物，以血浆 D-二聚体 $> 500\mu g/L$ 作为诊断的阳性值，其判断肺栓塞的敏感性为 95% ~ 98%。D-二聚体阳性作为肺栓塞的排除诊断有较大价值。

4. 心电图检查

约 26% 的 PTE 患者心电图检查表现为电轴右偏、不完全或完全右束支传导阻滞，肺性 P 波、$S_I Q_{III} T_{III}$ 型，II、III、aVF 导联 ST 段下降，"冠状 T 波"，多数患者心电图正常，因此，心电图正常不能排除本病。

5. X 线胸片检查

PTE 的 X 线胸片可显示肺动脉阻塞征（如区域性肺纹理变细、稀疏或消失），肺野透亮度增加；另可表现为右下肺动脉干增宽或伴截断征，肺动脉段膨隆以及右心室扩大等肺动脉高压征及右心扩大征象；部分患者 X 线胸片可见肺野局部片状阴影，尖端指向肺门的楔形阴影，肺不张或膨胀不全等肺组织继发改变。有肺不张侧可见横膈抬高，有时合并少至中量胸腔积液。X 线胸片对鉴别其他胸部疾病有重要帮助。

6. 超声心动图检查

对于严重的 PTE 病例，超声心动图检查可以发现右心室和（或）右心房扩大；近端肺动脉扩张；三尖瓣反流速度增快；下腔静脉扩张，吸气时不萎缩。这些征象说明肺动脉高压、右室高负荷和肺源性心脏病，提示或高度怀疑 PTE，但不能作为 PTE 的确定诊断标准。

7. 肺通气/灌注（V/Q）显像

肺通气/灌注扫描显示没有灌注缺损，可以排除肺栓塞。正常的通气下一段或一段以上或更大的肺灌注缺损，或在正常的通气下两个或更大亚段灌注缺损，高度提示肺栓塞的存在。

8. CT 肺动脉造影

CT 肺动脉造影（CTPA）对 PTE 诊断的敏感性为 83%，特异性为 96%，如果联合 CT 静脉造影（CTV）检查，则对 PTE 诊断的敏感性可提高到 90%。由于 CTPA 是无创性检查方法，且可以安排急诊检查，已在临床上广泛应用。PTE 的 CT 直接征象是各种形态的充盈缺损，间接征象包括病变部位肺组织有"马赛克"征、肺出血、肺梗死继发的肺炎改变等。

9. 磁共振肺动脉造影

在大血管的 PTE，磁共振肺动脉造影（MRPA）可以显示栓塞血管的近端扩张，血栓栓子表现为异常信号，但对外周的 PTE 诊断价值有限。由于扫描速度较慢，故限制其临床应用。

【诊断标准】

PTE 的诊断标准有：
1. 存在产生静脉血栓栓塞的危险因素，特别是下肢 DVT。
2. 突然出现的呼吸困难、胸痛、咯血或晕厥。
3. 呼吸急促或肺泡动脉氧分压异常增大。
4. 肺通气/灌注显影显示 PTE 高度可疑。
5. 肺动脉造影或其他影像学诊断技术，有 PTE 的影像改变。
当存在第 1~3 项中的任一项和第 4~5 项中的任一项可诊断为 PTE。

【治疗原则】

肺栓塞的一般治疗原则为：绝对卧床休息、保持安静、解痉止痛、合理吸氧。预防感染和休克，强心利尿扩血管，防止左心衰和急性肺水肿。采取一般治疗的同时应积极给予抗凝血、溶栓和手术治疗。急性肺栓塞发病后第二天最危险，应立即收入 ICU 病房，连续监测生命体征、心电图、中心静脉压和动脉血气等，并及时采取溶栓等治疗措施。

1. 内科治疗

（1）一般治疗

本病发病急需做急救处理，保持患者绝对卧床休息和吸氧。

（2）抗凝疗法

①肝素；②维生素 K 拮抗药；③纤维蛋白溶解剂，即溶栓治疗。纤维蛋白溶解剂可促进静脉血栓及肺栓子的溶解，恢复阻塞的血液循环是一种安全的治疗方法。

2. 外科治疗

①肺栓子切除术；②下腔静脉阻断术：下腔静脉阻断术适用于抗凝治疗有致命性出血危险及反复栓塞者，可结扎或置以特制的夹子或滤过器等方法。

3. 肺栓塞的抗凝治疗

（1）溶栓后序贯抗凝

肺栓塞 UK 或 SK 溶栓同时不用抗凝血治疗，rt-PA 溶栓同时可用抗凝血治疗。不论应用何种溶栓药物，溶栓后常规应用抗凝血治疗，多采用肝素和华法林。溶栓后即刻测定 APTT，当 APTT（27～45秒钟）小于正常对照基础值的 2.0 倍时开始应用抗凝治疗。

（2）单纯抗凝血治疗

适应证：在没有抗凝禁忌证的情况下对于有溶栓禁忌证，失去溶栓机会或没有溶栓适应证的肺栓塞患者进行单纯抗凝血治疗；非大块肺栓塞且没有血压下降者；慢性栓塞性肺动脉高压者；肺动脉血栓内膜剥脱术后。临床高度怀疑 PE 时但又没有条件和时机进行确诊检查时，可以进行单纯的抗凝血治疗。

【护理评估】

1. 溶栓中

（1）观察生命体征及有无出血倾向。
（2）观察有无呼吸急促、喘憋的情况。
（3）注意观察神志及瞳孔的变化，以判断有无颅内出血。

2. 溶栓后

（1）继续观察有无胸痛、咳嗽、咯血、气短加重等症状，预防新的血栓栓塞。

（2）继续观察双下肢的变化，有无酸胀、乏力、肿胀、双下肢不对称等。

（3）观察与护理出血并发症，出血并发症可发生在溶栓治疗过程中，也可发生在溶栓治疗结束后。应注意复查血常规、血小板计数，如果出现不明原因的血红蛋白、红细胞计数下降时，应注意是否有出血并发症。

1）皮肤、黏膜出血：最常见，包括皮肤、穿刺点、牙龈、鼻腔等，尤其要注意观察曾进行深部血管穿刺的部位是否有血肿形成。注意测血压时袖带不可长时间捆绑，必要时采用手动测血压。应尽量减少穿刺次数，穿刺后应延长按压时间，特别是动脉穿刺后。

2）脑出血：注意观察神志及瞳孔的变化。

3）消化道出血：注意观察胃内容物、呕吐物及粪便的颜色。

4）腹膜后出血：这种情况隐匿，多表现为原因不明的休克。

5）泌尿系统出血：注意观察尿色。

6）呼吸道出血：注意观察有无血性痰，偶为小量咯血。

【护理诊断】

1. 气体交换受损	**2. 焦虑/恐惧**
与肺血管阻塞所致通气/血流比例失调有关。	与患者对肺栓塞的恐惧，担心预后有关。
3. 有受伤的危险：出血	**4. 舒适度的改变**
与溶栓抗凝治疗有关。	与胸痛有关。
5. 潜在并发症	
出血。	

【护理措施】

1. 心理护理

溶栓后患者自觉症状减轻，均有想下床活动的想法，这时护理人员耐心解释，使患者能了解溶栓后仍需要卧床休息，以免栓子脱落造成再栓塞。

2. 有效制动

急性肺栓塞溶栓后，下肢深静脉血栓松动，极易脱落，绝对卧床休息2周，不能做双下肢的动作及双下肢按摩，另外要避免负压增加的因素，如有上呼吸道感染要积极治疗，以免咳嗽时腹压增大，造成栓子脱落，卧床期间所有检查均要平车接送。

3. 休息

肺栓塞活动期绝对卧床休息，一般卧床时间在充分抗凝血的前提下卧床休息2~3周；无明显症状且生活能自理者也应卧床，床上活动时避免突然坐起，并注意不要过度屈曲下肢，严禁挤压、按摩患肢，防止血栓脱落造成再次肺栓塞。

4. 饮食护理

宜食用蛋白质、维生素、纤维素含量高的食物，少食用油腻、高胆固醇的食物，禁食硬辣食物，保持平衡膳食和良好的饮食习惯。牢记高脂饮食和富含维生素K的食物（如卷心菜、菜花、莴苣、绿萝卜、洋葱、鱼肉等）可以干扰抗凝血药物（如华法林）的药效。因此，在口服抗凝药物期间应减少使用富含维生素K的食物和蔬菜。

5. 给氧

对有低氧血症的患者，可经鼻导管或面罩给氧。当合并严重呼吸衰竭时可使用经鼻面罩无创机械通气或经气管插管机械通气，避免气管切开，以免在抗凝过程中发生局部难以控制的大出血。

6. 皮肤护理

由于急性期限制患者活动，以卧床休息为主，应注意观察患者受压部位皮肤颜色的变化。保持床单的整洁、干燥的同时，可以在患者受压的骨隆突处使用压疮贴以防止压疮的发生。告知患者用药期间避免创伤和出血，应用软毛刷刷牙，使用电动剃须刀刮胡子。

7. 预防便秘

保持排便通畅，以免因腹压突增使深静脉血栓脱落，必要时给予缓泻剂。

8. 口腔护理

保持口腔清洁，软毛刷刷牙，也可用生理盐水或温水漱口。

【健康教育】

1. 定期随诊，按时服药，特别是抗凝血药服用一定要按医嘱服用，刺激性药物饭后服用。服用华法林期间，避免食用萝卜、菠菜、咖啡等食物。定期复查，若有不适随时复诊。

2. 高血压、高血脂、糖尿病患者血液成高凝状态，易形成血栓。应将血压、血脂、血糖控制在正常范围内，控制体重、忌烟酒，降低血液的高凝状态，预防或减少血栓形成。

3. 保证每日饮水量，多饮水可降低血液黏稠度，增加血流速度。指导患者多食纤维素食，多食水果，多饮水，保持排粪通畅，排粪时切勿用力，如有便秘，可以服用通便药物或缓泻剂。

4. 自我观察出血现象。

5. 按照医嘱定期复查抗凝血指标，并学会看抗凝血指标化验单。

6. 平时生活中注意下肢活动，有下肢静脉曲张者可穿弹力袜等，避免下肢深静脉血液滞留，血栓复发。患者不宜长时间保持一个体位，防止下蹲过久。

7. 对高龄、肥胖、长期卧床、制动、手术、妊娠、分娩的患者注意主动或被动运动，防止血液的淤积而致血栓的形成。

8. 病情有变化时及时就医。

第十二章　原发性支气管肺癌

原发性支气管肺癌简称肺癌，是指原发于气管、支气管和肺的恶性肿瘤。是最常见的肺部原发性恶性肿瘤。因绝大多数均起源于各级支气管黏膜上皮，源于支气管腺体或肺泡上皮细胞者较少，因而肺癌实为支气管源性癌，包括鳞癌、腺癌、小细胞癌和大细胞癌几种主要类型。

肺癌是严重危害人类健康的疾病，在我国，肺癌已经超过癌症死因的 20%。

【常见病因】

1. 吸烟

吸烟是肺癌死亡率进行性增加的首要原因。烟雾中的苯并芘、尼古丁和亚硝胺等均有致癌作用，尤其易致鳞状上皮细胞癌和未分化小细胞癌的发生。与不吸烟者比较，吸烟者发生肺癌的危险性平均高4~10倍，重度吸烟者可达 10~25 倍。

2. 空气污染

空气污染包括室内小环境和室外大环境污染。室内被动吸烟、燃料燃烧和烹调过程中均能产生致癌物。室外大环境污染包括城市中汽车尾气、工业废气、沥青等都含有致癌物质，其中主要是苯并芘。

3. 职业因素

工业中已被确认的致人类肺癌的职业因素包括石棉、无机砷化合物、二氯甲醚、铬及某些化合物、镍冶炼、氡及氡子体、芥子体、氯乙烯、煤烟、焦油和石油中的多环芳烃、烟草的加热产物等。

4. 饮食

动物实验证明维生素 A 及其衍生物 β 胡萝卜素能够抑制化学致癌物诱发的肿瘤。血清维生素 A 含量低时，患肺癌的危险性增高。

5. 遗传因素

肺癌患者的一级亲属患肺癌或者其他肿瘤的危险性增加 2~3 倍。

6. 基因改变

肺癌细胞有许多基因损害，包括显性癌基因的激活或隐性癌基因的失活。

7. 其他

某些肺疾病与肺癌发病有关。慢性支气管炎患者较无此病者肺癌发生率高1倍；结核灶瘢痕可发生腺癌。此外，病毒和真菌感染，土壤中硒和锌含量的降低也可能与肺癌发生有关。

【临床表现】

1. 原发肿瘤引起的症状和体征

（1）咳嗽

为早期症状，表现为无痰或少痰的刺激性干咳。当肿瘤引起支气管狭窄时，咳嗽加重，多为持续性，呈高调金属音性咳嗽或刺激性呛咳。细支气管-肺泡细胞癌时咳大量黏液痰。继发感染时，痰量增多，呈黏液脓性。

（2）血痰或咯血

多见于中央型肺癌，肿瘤向管腔内生长可有间断或持续性痰中带血。表面糜烂严重侵蚀大血管时，可引起大咯血。

（3）气短或喘鸣

肿瘤向支气管内生长，或转移到肺门淋巴结导致肿大的淋巴结压迫主支气管或隆突，或引起部分气道阻塞，出现呼吸困难、气短、喘息，偶尔表现为喘鸣，听诊时有局限或单侧哮鸣音。

（4）发热

肿瘤组织坏死可引起发热，但多数发热由肿瘤引起的阻塞性肺炎所致。

（5）体重下降

消瘦为恶性肿瘤的常见症状之一。肿瘤发展到晚期，由于肿瘤毒素和消耗的原因，并有感染、疼痛导致的食欲减退，表现为消瘦或恶病质。

2. 肺外胸内扩展表现

（1）声音嘶哑和上腔静脉阻塞综合征

仅15%患者肿瘤向肺外生长进入胸腔、胸壁、纵隔或侵犯附近结构和神经而引起相应症状。约 5% 的患者表现为声音嘶哑和上腔静脉阻塞综合征。上腔静脉阻塞综合征表现为头面部和上半身淤血水肿，颈部肿胀，颈静脉怒张，患者常主诉领口进行性变紧，前胸壁可见扩张的静脉侧支循环。

（2）Horner 综合征

肺尖部肺癌又称肺上沟瘤，易压迫颈部交感神经引起同侧瞳孔缩小、上眼睑下垂、额部少汗等体征。也常有压迫臂丛神经造成以腋下为主、向上肢内侧放射的火灼样疼痛，在夜间尤甚。

（3）胸腔积液及吞咽困难

约 10% 的患者有不同程度的胸腔积液，通常提示肺淋巴结回流受阻或肿瘤转移累及胸膜。1% 的患者表现为吞咽困难，是由于肿瘤转移至淋巴结造成食管部分阻塞引起。

3. 胸外转移表现

3%~10% 的患者可见胸腔外转移的症状、体征。以小细胞肺癌居多，其次为未分化癌细胞肺癌、腺癌、鳞癌。

4. 非转移性胸外表现

此处是指肺癌非转移性胸外表现，又称副癌综合征。常见表现有：肥大性肺性骨关节病引起的杵状指（趾）和肥大性骨关节病。异位促性腺激素引起的男性乳房发育和增生性骨关节病。分泌促肾上腺皮质激素样物导致促肾上腺皮质激素增高。分泌抗利尿激素出现低钙、低渗。神经肌肉综合征导致小脑皮质变性、脊髓小脑变性、周围神经病变、重症肌无力和肌病等。类癌综合征出现皮肤、心血管、胃肠道和呼吸功能异常。高钙血症出现嗜睡、厌食、恶心、呕吐等。

【辅助检查】

1. 胸部 X 线检查

是发现肺癌的最基本方法，通过透视或正侧位胸片发现块状阴影，配合 CT 检查明确病灶。

（1）中央型肺癌：肿瘤发生于总支气管、叶和段支气管，出现支气管阻塞征象，呈现段、叶局限性气肿或不张，肺不张伴有肺门淋巴结转移时呈现"倒 S 状影像"。继发感染时可出现阻塞性肺炎和肺脓肿等征象。

（2）周围型肺癌：肿瘤发生于段以下支气管，早期为局限性小斑片状阴影，也可呈结节状、球状或网状阴影。肿块周边可有毛刺、切迹和分叶。

（3）细支气管-肺泡细胞癌：有结节型和弥漫型两种表现。结节型与周围型肺癌类似。弥漫型为两肺大小不等的结节状播散病灶，随病情发展，可见肺炎样片状影或支气管充气征。

2. CT 检查

可以发现普通 X 线检查所不能发现的病变，还可显示早期肺门及纵隔淋巴结增大，识别肿瘤有无侵犯邻近器官。

3. 磁共振显像（MRI）

在明确肿瘤与大血管之间的关系上优于 CT，但在发现 5mm 以下小病灶方面不如 CT 敏感。

4. 正电子发射体层显像（PET）

用于肺癌及淋巴结转移的定性诊断。PET 扫描对肺癌的敏感性可达 95%，特异性可达 90%，对发现转移病灶也很敏感，但对肺泡细胞癌的敏感性较差。

5. 纤维支气管镜检查

对诊断、明确手术指征与方式有帮助，经支气管镜肺活检可提高周围型肺癌的诊断率。

6. 癌脱落细胞检查

保证标本新鲜、及时送检，3 次以上的系列痰标本可使中央型肺癌的诊断率提高到 80%，周围型肺癌的诊断率达 50%。

7. 其他

如针吸细胞学检查、纵隔镜检查、胸腔镜检查、肿瘤标志物检查、开胸肺活检等。

【诊断要点】

肺癌的治疗效果与预后取决于肺癌的早期诊断，做到早期诊断，需要医务人员对肺癌早期征象的警惕性，详细询问病史，根据肺癌的症状、体征、影像学检查特点，及时进行细胞学及纤维支气管镜检查，80%~90%的患者可确诊。符合下列各项之一者，可以确立临床诊断：

1. X 线胸片或 CT 见肺部有孤立性结节或肿块阴影，有周围型肺癌特征表现，如分叶、细毛刺状、胸膜牵拉和小空泡征，并在短期内（2~3 个月）逐渐长大，尤其经过短期的抗炎或抗结核药物治疗，可排除非特异性炎性病变，临床上无结核病特征。

2. 段性肺炎在短期内（2~3 个月）发展为肺不张，或肺叶不张短期内发展为全肺不张者，或在其相应部位的肺门部出现肿块，特别是呈生长性肿块。

3. 上述肺部病灶伴远处转移、邻近器官侵犯或压迫症状表现，如邻近骨破坏、肺门和（或）纵隔淋巴结明显增大，短期内发展为腔静脉压迫症。同侧喉返神经麻痹（排除手术创伤后）、臂丛神经、膈神经受侵犯等。

【分期类型及分期标准】

1. 肺癌的分期类型

（1）临床诊断分期（CTNM）

指经非手术或非组织学证实者。

（2）外科评价分期（STNM）

指外科开胸探查和（或）活检。

（3）手术后病理分期（PTNM）

指有完整的切除标本及病理检查结果。

（4）再治疗分期（RTNM）

治疗失败后再分期。

（5）尸检分期（ATNM）

分期依据来自尸检。

2. 肺癌国际分期标准

表 12-1 2009 年第 7 版肺癌国际分期标准

分期	T	N	M
0 期	Tis	N_0	M_0
I 期			
I A 期	$T_{1a,1b}$	N_0	M_0

续　表

分　期	T	N	M
Ⅰ B 期	T_{2a}	N_0	M_0
Ⅱ 期			
	T_{2b}	N_0	M_0
Ⅱ A 期	$T_{1a,1b}$	N_1	M_0
	T_{2a}	N_1	M_0
Ⅱ B 期	T_{2b}	N_1	M_0
	T_3	N_0	M_0
Ⅲ 期			
	$T_{1a,1b}$	N_2	M_0
Ⅲ A 期	$T_{2a,2b}$	N_2	M_0
	T_3	$N_{1,2}$	M_0
	T_4	$N_{0,1}$	M_0
Ⅲ B 期	T_4	N_2	M_0
	任何 T	M_3	M_0
Ⅳ 期	任何 T	任何 N	M_1

【治疗原则】

1. 局限性病变的非小细胞肺癌（NSCLC）

（1）手术

可耐受手术的Ⅰ、Ⅱ期患者首选手术治疗。Ⅲa期患者若其年龄、心肺功能和解剖位置合适，也可考虑手术。术前化疗（新辅助化疗）可使不能手术者降级而能够手术。

（2）根治性放疗

Ⅲa期及拒绝或不能耐受手术的Ⅰ、Ⅱ期患者均可考虑根治性放疗。

（3）根治性综合治疗

对产生 Horner 综合征的肺上沟瘤可采用放疗和手术联合治疗。对于部分Ⅲ期患者可选择手术加放疗、新辅助放化疗加手术等治疗。

2. 播散性病变的非小细胞肺癌（NSCLC）

70%的不能手术的 NSCLC 患者的预后较差，可根据行动状态评分适当选择化疗和放疗，或支持治疗。

（1）化学药物治疗

联合化疗可增加生存率、缓解症状及提高生活质量，可使 30%～40% 的患者部分缓解，近5%的患者完全缓解。化疗应使用标准方案：①基础的化疗方案：紫杉醇+卡铂、多西紫杉醇+顺铂或长春瑞滨+顺铂、吉西他滨+顺铂、丝裂霉素 C+长春地辛+顺铂等；②适当的支持治疗：止吐药、用顺铂时补充液体、需要时给予促红细胞生成素等，并根据最低粒细胞计数调整化疗剂量。

（2）靶向治疗

肿瘤分子靶向治疗是以肿瘤组织或细胞中所具有的特异性分子为靶点，利用分子靶向药物特异性阻断该靶点的生物学功能，选择性从分子水平来逆转肿瘤细胞的恶性生物学行为，从而达到抑制肿瘤生长甚至消退的目的。部分药物在晚期 NSCLC 治疗中显示出较好的临床疗效，如吉非替尼、厄洛替尼等。

（3）放射治疗

患者的原发瘤阻塞支气管引起阻塞性肺炎、上呼吸道或上腔静脉阻塞等症状者，应考虑放疗。通常一个疗程 2～4 周。

（4）转移灶治疗

伴脑转移可考虑放疗，气管内肿瘤复发可激光治疗。

3. 小细胞肺癌（SCLC）

以化疗为主的综合治疗以延长患者生存期。

（1）化疗

常用方案：足叶乙苷+顺铂或卡铂，每 3 周 1 个周期，初始治疗 4～6 周期后，应重新分期以确定是否进入完全临床缓解（所有临床明显的病变和癌旁综合征完全消失）、部分缓解、无反应或无进展。治疗后无反应或无进展应该调换方案。

（2）放疗

放射线对癌细胞有杀伤作用，对明确有颅脑转移的患者、对有症状且胸部或其他部位病灶进展的患者，给予全剂量放疗。放疗对小细胞肺癌效果较好，其次为鳞癌和腺癌。

4. 生物反应调节剂

作为辅助治疗，如干扰素、转移因子、左旋咪唑等，能增加机体对化疗和放疗的耐受性，提高疗效。

5. 中医中药治疗

在巩固、促进、恢复机体功能中起到辅助作用。

【护理评估】

1. 健康史

仔细询问患者有无吸烟史；生活和职业环境是否长期接触镭等放射性质及致癌物质等；有无肺癌家族遗传史。

2. 身体状况

（1）评估咳嗽、咳痰情况；评估是否咯血及咯血量；有无胸痛及类型，为间歇性隐痛还是闷痛；是否存在发热等。

（2）营养评估：评估患者的身高、体重、饮食习惯、营养状态和饮食摄入情况，必要时与营养师一起评估患者所需要的营养，并制订饮食计划。

（3）评估疼痛：评估内容包括：①疼痛的部位、性质和程度；评估疼痛程度可用各种量表，如0~10数字评估量表，0为无疼痛，10为无法忍受的剧烈疼痛，让患者以数字描述疼痛的程度；②疼痛加重或减轻的因素；③影响患者表达疼痛的因素，如性别、年龄、文化背景、教育程度、性格等；④疼痛持续、缓解、再发的时间等。

3. 心理-社会状况

评估患者心理状态和对诊断及治疗的理解情况，是否有足够的支持力量，有无恐惧的表现，如高血压、失眠、沉思、紧张、烦躁不安、心悸等。

【护理诊断】

1. 焦虑/恐惧

与患者对癌症的恐惧、担心预后有关。

2. 舒适的改变

与疼痛有关。

3. 营养失调：低于机体需要量

与食欲减退、恶性肿瘤所致的消耗增加有关。

4. 潜在并发症

肺部感染、呼吸衰竭、术后出血、化疗药物不良反应、放射性食管炎、放射性肺炎等。

【护理措施】

1. 心理护理

应通过多种途径给患者或家属提供心理和社会支持。帮助患者正确评估所面临的情况，鼓励患者及家属积极参与治疗和护理计划的制订，让患者了解疾病知识和治疗措施，介绍治疗成功的案例，以增强患者的治疗信心。帮助患者建立良好、有效的社会支持系统，使患者克服恐惧、绝望心理，保持积极情绪，对抗疾病。

2. 缓解疼痛

帮助患者采取舒适的卧位和姿势，尽可能转移患者的注意力，如让患者听音乐、与其聊天等，调整好患者的情绪和行为。遵医嘱定时使用止痛药。

3. 化疗护理

（1）心理护理

治疗前向患者做好有关治疗的宣教和解释工作。增加战胜疾病的信心，解除其紧张、恐惧、消极的精神状态，以取得患者的配合。

（2）环境护理

创造良好的生活环境，保证房间阳光充足、空气新鲜，控制探视人员，注意保暖。

（3）观察病情、化疗反应及处理

如有变化应做好相应护理及必要的记录，严重者立即报告医师。具体化疗反应的护理措施有：①白细胞降低：预防呼吸道感染，必要时进行保护性隔离；②红细胞降低：遵医嘱用药及时处理；③血小板降低：避免跌伤和擦伤，有创治疗后延长局部压迫时间；④恶心、呕吐：化疗可安排在饭前进行，并配合针刺内关、合谷等穴；亦可以在化疗前 1 小

时和化疗后 4~6 小时遵医嘱给予镇吐药；并减慢药物滴注速度；避免不良气味等刺激；恶心时，嘱患者做深而缓慢的呼吸，或饮少量碳酸饮料，有助于抑制恶心反射。翻身时，勿突然大动作转动身体，以防恶心中枢受到刺激，引起呕吐；饮食宜少量多餐，避免过热、粗糙、酸、辣刺激性食物，以防损伤胃肠黏膜；如有呕吐，可嘱患者进较干的食物，餐中少饮水，餐后休息片刻；化疗前、后 2 小时内避免进餐；如化疗明显影响进食，出现口干、皮肤干燥等脱水表现，需静脉输液，补充水、电解质和机体所需的营养；⑤牙周病和口腔真菌感染：化疗后患者唾液分泌减少，常出现口干、口腔 pH 下降，易致牙周病和口腔真菌感染；要避免口腔黏膜损伤，不进硬食物，用软牙刷刷牙，并常用盐水或复方硼砂液漱口；⑥脱发：接受某些化学药物治疗后，会出现头发部分或全部脱落，为避免或减轻患者出现自我形象紊乱的心理，在化疗之前可预先剪短头发，使患者感到脱发不那么明显；准备假发、头巾、帽子或适当发饰，在脱发前先改变装扮，使患者慢慢适应；协助整理头发时勿用力，动作应轻柔。

（4）饮食与营养

治疗期间应给予高蛋白、高热量、高维生素、易消化吸收的食物如新鲜肉类、蛋类、奶制品、豆制品、新鲜蔬菜和水果等，尽量避免刺激性食物，避免产气的食物如地瓜、韭菜等。有吞咽困难者应给予流质饮食，进食时取半卧位以防止吸入性肺炎和呛咳，甚至窒息。

（5）适当活动

病情允许的情况下，可以组织患者散步及娱乐活动，尽量使患者在接受化疗过程中处于最佳身心状态。

4. 放疗护理

（1）心理护理

放疗前应耐心做好解释工作，详细讲解放射治疗的重要性、作用及可能发生的反应。消除患者紧张、恐惧的心理，坚定信念，使其以积极的心态配合治疗。

（2）保护照射部位皮肤

衣服宜柔软、宽大、吸湿性强；照射部位忌用肥皂和粗毛巾擦洗；避免搔抓、压迫。禁涂凡士林等难以清洗的软膏、红汞、乙醇或碘酊等，忌贴胶布，亦不用化妆品涂搽。避免阳光照射或冷热刺激。

（3）戒烟

吸烟患者一定要戒烟。

（4）注意休息、保暖

患者应多休息，注意保暖，预防感冒。

（5）观察放射反应

①乏力、恶心、呕吐：服用甲氧氯普胺，腹泻严重者可服用颠茄等止泻药，配合中药治疗；②局部红斑、灼痛、刺痒：可用皮炎洗剂冷湿敷；如有渗出性皮炎，除暴露外，局部可涂具有收敛、保护作用的鱼肝油软膏；局部感染时，及时使用全身和局部的抗真菌消炎药物；若溃疡已结痂，痂皮不能用手抠除，应让其自然脱落；③观察呼吸变化：如出现严重呼吸困难，要立即给氧，静脉滴注泼尼松和地塞米松等；④监测体温变化：轻度发热可给予温水浴，推拿涌泉、合谷、曲池穴等，严重者可用柴胡注射液、穿琥宁、清开灵注射液、泼尼松、地塞米松等；⑤注意咳嗽的变化和伴随症状：如干咳无痰或痰少难咳，可给予浙贝母、天冬、麦冬、玉竹、金果榄、虎杖、鱼腥草水代茶饮；或取虫草鸭、海蜇皮煎服，1日数次；或蛇胆川贝液、竹玉膏1日数次含服；干咳甚伴入睡困难者，可用可待因0.3g口服；痰稠难以咳出，可轻拍患者背部帮助排痰，口服甘草合剂、虎耳草素片、溴己新等；重者可吸痰，或气管切开；如伴喉中哮鸣音，可选用氨茶碱、地塞米松等。

（6）饮食护理

给易消化、高营养、无刺激的食物，鼓励患者每日饮水2000～4000ml，可多服用滋阴养津的甘凉食品，如藕汁、绿豆汤、冬瓜汤、西瓜等；多食鱼、肉、奶、蜂蜜、新鲜蔬菜和水果。照射前后半小时不可进食。

5.肺癌晚期的护理

（1）心理护理

多给精神安慰，消除患者对死亡的恐惧感。鼓励和训练患者的配偶和亲属，给患者以亲情的表示，使患者获得精神上的欢愉。

（2）日常护理

帮助生活不能自理的患者定期翻身，每天擦洗，按摩手足。可用红花酒精涂抹受压部位，防止压疮发生。

（3）咳痰护理

如咳嗽有痰，鼓励患者自行咳出，排痰困难者，可拍背助其排痰，必要时辅以吸痰器，休息睡眠时注意头偏向一侧卧位，以防痰液窒息。若发现患者突然失语、面色改变、呼吸停止，必须马上报告医师，紧急抢救。

（4）疼痛护理

对于疼痛患者应尽量满足他们的镇痛要求，消除麻醉镇痛药成瘾性的顾虑，提高患者生活质量。

（5）适当活动

病情允许轻微活动的患者，可陪他们慢走、散步，以不过度为宜。

（6）提高生活质量

可适当听听轻音乐、民乐以及贝多芬命运交响曲等，使身心放松，改善其生活质量。

（7）病情监测

密切观察患者的呼吸、血压、脉搏、体温、神志的变化。如有异常，马上报告医师，对症处理。

（8）饮食护理

饮食丰富多样、清淡、富有营养，以肉粥、鱼粥、蛋粥、薏米粥、百合粥、枸杞粥等各种粥类、汤类为主，配合水果、新鲜蔬菜。

【健康教育】

1. 疾病知识指导

对肺癌高危人群定期进行体检，以早期发现肿瘤，早期治疗。对40岁以上长期重度吸烟有下列情况者应怀疑肺癌，并进行有关排癌检查：无明显诱因的刺激性干咳持续2～3周，治疗无效；或原有慢性肺部疾病，咳嗽性质改变者；持续或反复无其他原因可解释的短期内痰中带血者；反复发作的同一部位的肺炎，特别是肺段性肺炎；原因不明的肺脓肿，无明显症状，无异物吸入史，消炎治疗效果不佳者；原因不明的四肢关节疼痛及杵状指（趾）；X线示局限性肺气肿或段、叶性肺不张；孤立性圆形病灶和单侧性肺门阴影增大者；原有肺结核的病灶已稳定，而形态或性质发生改变者；无中毒症状的胸腔积液，尤其是血性、进行性增加者。

2. 生活指导

提倡健康的生活方式，宣传吸烟对健康的危害，提倡戒烟，并注意避免被动吸烟。改善工作和生活环境，减少或避免吸入被致癌物质污染的空气和粉尘。指导患者加强营养支持，多食高蛋白质、高热量、高维生素、高纤维、易消化的饮食，尽可能改善患者的食欲。合理安排休息和活动，保持良好精神状态，避免呼吸道感染以调整机体免疫力，增加抗病能力。

3. 心理护理

做好患者及家属的心理护理，使患者尽快脱离过激的心理反应，保持较好的精神状态，增强治疗疾病的信心。向患者解释治疗中可能出现的反应，消除患者的恐惧心理，使患者做好必要的准备，完成治疗方案。可采取分散注意力的方式，如看书、听音乐等，以减轻痛苦。

4. 出院指导

督促患者坚持化疗或放射治疗，并告诉患者出现呼吸困难、疼痛等症状加重或不缓解时应及时随访。对晚期肿瘤转移患者，要指导家属对患者临终前的护理，告知患者及家属对症处理的措施，使患者平静地走完人生最后旅途。

第十三章 胸腔积液

胸腔积液实际上是指胸膜腔积液。正常人胸膜腔内有 3～15ml 液体，在呼吸运动时起润滑作用，但胸膜腔中的积液量并非固定不变。在每一次呼吸周期中胸膜腔形状和压力均有很大变化，胸膜腔内液体自毛细血管的静脉端再吸收，其余的液体由淋巴系统回收至血液，滤过与吸收处于动态平衡。任何因素破坏了此种动态平衡，致使胸膜腔内液体形成过快或吸收过缓，临床上产生胸腔积液，简称胸液。

【病因与发病机制】

1. 胸膜毛细血管静水压增高

充血性心力衰竭、缩窄性心包炎等疾病，多产生漏出液。

2. 胸膜毛细血管通透性增加

胸膜炎症（结核、肺炎）、胸膜肿瘤、膈下炎症、肺栓塞、结缔组织病（类风湿关节炎、系统性红斑狼疮等）等，多产生渗出液。

3. 胸膜毛细血管胶体渗透压降低

低蛋白血症、肾病综合征、急性肾小球肾炎、肝硬化、黏液性水肿等，多产生漏出液。

4. 壁层胸膜淋巴回流受阻

先天发育异常、癌症淋巴阻塞等，多产生渗出液。

5. 损伤

外伤或疾病致胸腔内出血如食管破裂、主动脉瘤破裂、胸导管破裂等产生脓胸、血胸、乳糜胸等。

【临床表现】

1. 症状

胸腔积液临床症状的轻重取决于积液量和原发疾病。

（1）呼吸困难

最常见，与胸腔积液的量有关。少量胸腔积液常无症状，当胸腔积液量超过 500ml 时，由于胸腔积液可使胸廓顺应性下降、膈肌受压、纵隔移位和肺容量下降，可出现胸闷和呼吸困难，并随积液量的增多而加重。

（2）胸痛

多为单侧锐痛，并随呼吸或咳嗽加重，可向肩、颈或腹部放射。随着胸水增多，胸痛可缓解。

（3）伴随症状

病因不同，其伴随症状不同。结核性胸膜炎多见于青年人，常有发热、干咳；恶性胸腔积液多见于中年以上患者，伴有消瘦和呼吸道或原发部位肿瘤的症状；炎性积液多为渗出性，伴有咳嗽、咳痰和发热；心力衰竭所致胸腔积液为漏出液，伴有心功能不全的其他表现；肝脓肿所致的右侧胸腔积液可为反应性胸膜炎，亦可为脓胸，常伴有发热和肝区疼痛。

2. 体征

少量积液时，体征不明显或可闻及胸膜摩擦音。中至大量积液时，患侧呼吸运动受限，肋间隙饱满；语颤减弱或消失，可伴有气管、纵隔向健侧移位；局部叩诊呈浊音；积液区呼吸音减弱或消失。肺外疾病引起的胸腔积液可有原发病的体征。

【辅助检查】

1. 诊断性胸腔穿刺和胸腔积液检查

该项检查对明确胸腔积液性质及病因诊断至关重要，大多数积液原因通过胸腔积液分析可确定。具体检查有：①外观；②胸腔积液细胞学检查；③胸腔积液 pH 值；④病原体检查；⑤胸腔积液蛋白质检查；⑥胸腔积液癌胚抗原（CEA）；⑦胸腔积液类脂检测；⑧胸腔积液葡萄糖检测；⑨胸腔积液酶的检查；⑩胸腔积液肿瘤标志物。

2. 血液免疫学检查

随着细胞生物学与分子生物学的进展，胸腔积液的免疫学检查受到关注，在鉴别良性与恶性胸腔积液，研究胸腔积液的发病机制及今后开展胸腔积液的生物治疗中起一定作用。

3. 经皮胸膜活检

经皮胸膜活检对鉴别有无肿瘤及判定胸膜肉芽肿性病变有一定帮助。拟诊结核病时，活检标本除做病理检查外，尚可作结核菌培养。脓胸或有出血倾向者不宜做胸膜活检。必要时可经胸腔镜进行活检。

4. 经皮闭式胸膜活检

经皮闭式胸膜活检对胸腔积液病因诊断有重要意义，可发现肿瘤、结核和其他胸膜肉芽肿性病变。拟诊结核病时，活检标本除做病理检查外，还应做结核菌培养。胸膜针刺活检具有简单、易行、损伤性较小的优点，阳性诊断率为40%~75%。CT或B超引导下活检可提高成功率。脓胸或有出血倾向者不宜做胸膜活检。如活检证实为恶性胸膜间皮瘤，1个月内应对活检部位行放射治疗。

5. 超声检查

可鉴别胸腔积液、胸膜增厚、液气胸等。对包囊性积液可提供较准确的定位诊断，有助于胸腔穿刺抽液。

6. 胸腔镜或开胸活检

对上述检查不能确诊者，必要时可经胸腔镜或剖胸直视下活检。

7. 支气管镜

对有咯血或疑有气道阻塞者须行此项检查，目的是观察大气道内有无肿瘤及炎症，对病因的诊断有重要作用。

【诊断要点】

胸腔积液的诊断和鉴别诊断分三个步骤：确定有无胸腔积液，区别漏出液和渗出液，寻找胸腔积液的病因。根据临床表现和X线超声检查，可明确有无胸腔积液和积液量。胸腔积液检查大致可确定积液的性质和原因。

【治疗原则】

胸腔积液为胸部全身疾病的一部分，病因治疗尤为重要，漏出液常在纠正病因后可吸收。渗出性胸膜炎的常见病因为结核病、恶性肿瘤和肺炎。

1. 结核性胸膜炎

多数患者抗结核药物治疗效果满意，少量胸腔积液一般不必抽液或仅做诊断性穿刺，胸腔穿刺不仅有助于诊断，且可解除肺及心、血管受压，改善呼吸，防止纤维蛋白沉着与胸膜增厚，使肺功能免受损伤。抽液后可减轻毒性症状，体温下降，有助于使被压迫的肺迅速复张。大量胸腔积液者每周抽液 2~3 次，直至胸腔积液完全吸收。每次抽液量不应超过 1000ml，过快、过多抽液可使胸腔压力骤降，发生肺水肿或循环障碍。

2. 脓胸

脓胸是指由各种病原微生物引起的胸膜腔感染性炎症，同时伴有外观混浊，具有脓样特性的胸腔渗出液。细菌是脓胸的最常见病原体。厌氧菌作为脓胸的常见病原体亦已被广泛证实。治疗原则是控制感染、引流胸腔积液及促使肺复张，恢复肺功能。针对脓胸的病原菌尽早应用有效抗菌药物，全身及胸腔内给药。引流是脓胸最基本的治疗方法，反复抽脓或闭式引流。可用 2% 碳酸氢钠或生理盐水反复冲洗胸腔，然后注入适量抗菌药物及链激酶，使脓液变稀便于引流。

3. 恶性胸腔积液

恶性胸腔积液多为恶性肿瘤进展所致，是晚期恶性肿瘤常见并发症，如肺癌伴有胸腔积液者已属晚期。鉴于其胸腔积液生长迅速且持续存在，常因大量积液的压迫引起严重呼吸困难，甚至导致死亡，故需反复胸腔穿刺抽液，但反复抽液可使蛋白丢失太多（1L 胸液含蛋白 40g），故治疗甚为棘手，效果不理想。为此，正确诊断恶性肿瘤及组织类型，及时进行合理有效治疗，对缓解症状、减轻痛苦、提高生存质量、延长生命有重要意义。全身化疗对于部分小细胞肺癌所致胸腔积液有一定疗效。在抽吸胸液后，胸腔内注入包括阿霉素、顺铂、氟尿嘧啶、丝裂霉素、硝卡芥、博来霉素等在内的抗肿瘤药物，是常用的治疗方法，有助于杀伤肿瘤细胞、减缓胸液的产生，并可以引起胸膜粘连。为闭锁胸膜腔，可用胸腔插管将胸液引流完后，注入胸膜粘连剂，如四环素、红霉素、滑石粉，使两层胸膜发生粘连，以避免胸液的再度形成，若同时注入少量利多卡因及地塞米松，可减轻疼痛及发热等不良反应。

【护理评估】

1. 健康史

评估胸腔积液的产生原因。各种胸膜炎均可引起胸腔积液。另外，心衰、肝硬化、肾病综合征等也可引起该病。

2. 身体状况

评估咳嗽、咳痰、呼吸困难的程度和性质；评估有无胸痛，疼痛的部位和性质；评估生命体征和动脉血气指标；评估胸部体征，如叩诊呈浊音，呼吸音是否清晰；评估恶性胸腔积液患者是否伴有消瘦、贫血貌、恶病质，锁骨上淋巴结增大。

3. 心理-社会状况

大量胸腔积液呼吸困难明显时，患者易因严重憋闷感而恐惧。周围人因害怕传染结核分枝杆菌而不敢与患者接触，易使患者产生孤独感。

【护理诊断】

1. 气体交换受损

与大量胸腔积液压迫，气体交换面积减少有关。

2. 体温过高

与细菌感染等有关。

3. 营养失调：低于机体需要量

与胸膜炎症、胸腔积液等引起的高热、高消耗有关。

4. 疼痛：胸痛

与胸膜摩擦、胸腔穿刺等有关。

5. 潜在并发症

胸腔穿刺抽液潜在并发症——穿刺部位疼痛、出血，血胸、气胸、脓胸等。

【护理措施】

1. 病情观察

（1）注意观察患者胸痛及呼吸困难的程度、体温的变化。

（2）监测血氧饱和度或动脉血气分析的改变。

（3）在胸腔穿刺过程中应注意观察抽液速度、抽液量及患者呼吸、脉搏、血压的变化，如出现呼吸困难、剧咳、咳大量泡沫状痰，双肺满布湿啰音，可能是胸腔抽液过快、过多使胸腔压力骤降，出现复张后肺水肿或循环衰竭，应立即停止抽液并给氧，根据医嘱应用糖皮质激素及利尿剂，控制液体入量，必要时准备气管插管机械通气。

（4）在胸腔穿刺过程中若抽液时发生头晕、心悸、冷汗、面色苍白、脉细等表现应考虑"胸膜反应"，应立即停止抽吸，使患者平卧，密切观察血压，防止休克。必要时按医嘱皮下注射 0.1% 肾上腺素 0.5ml。穿刺后仍需继续观察其呼吸、脉搏、血压的变化，注意穿刺处有无渗血或液体渗出。

2. 减少氧耗

大量胸腔积液致呼吸困难或发热者，应卧床休息，减少氧耗，以减轻呼吸困难症状。胸腔积液消失后还需继续休养 2～3 个月，避免疲劳。

3. 给氧

大量胸腔积液影响呼吸时按患者的缺氧情况给予低、中流量持续吸氧，增加氧气吸入以弥补气体交换面积的不足，改善患者的缺氧状态。

4. 呼吸功能锻炼

胸膜炎患者在恢复期，应每天进行缓慢的腹式呼吸或缩唇呼吸。经常进行呼吸功能锻炼可减少胸膜粘连的发生，提高通气量。

5. 保持呼吸道通畅

鼓励患者积极排痰，保持呼吸道通畅。

6. 营养支持

（1）根据情况给予高蛋白、高热量、高维生素、低脂、易消化食物。发热患者可给予流质和半流质饮食，鼓励患者足量饮水。

（2）观察患者的营养状况。

7. 生活护理

鼓励患者经常漱口，增加食欲，发热患者做好口腔护理，出汗多时及时协助擦汗，换衣，保持皮肤清洁干燥，避免受凉。

8. 康复锻炼

待体温恢复正常，胸腔积液抽吸或吸收后，鼓励患者逐渐下床活动，增加肺活量。

9. 高热护理

高热时可采用温水擦浴、酒精擦浴、冰袋等进行物理降温，寒战时应注意保暖。

10. 用药护理

遵医嘱使用抗生素，观察疗效和不良反应。

11. 胸痛的护理

胸腔积液的患者常有胸痛，并随呼吸运动而加剧，为了减轻疼痛，患者常采取浅快的呼吸方式，可导致缺氧加重和肺不张，因此，需协助患者取患侧卧位，必要时用宽胶布固定胸壁，以减少胸廓活动幅度，减轻疼痛，或遵医嘱给予止痛剂。

12. 胸腔穿刺抽液的护理

（1）嘱患者半卧位或平卧位休息，观察生命体征，有无胸痛、呼吸困难等，注意气胸、血胸、脓胸等并发症。

（2）观察穿刺处情况，有无红、肿、热、痛，有无渗血、渗液等情况发生。

（3）注入药物者，应指导患者变换体位，使药物在胸腔内混匀，并观察患者对药物的反应。

（4）记录抽出液体的颜色、性质、量及患者术中的情况，及时将标本送检。

【健康教育】

1. 积极防治原发病

胸腔积液为胸部或全身疾患的一部分，因此积极防治原发病是预防本病的关键。

2. 注意生活调理

居住地要保持干燥，避免湿邪侵袭，不恣食生冷，不暴饮暴食，保持脾胃功能的正常。得病后，及时治疗，避风寒，慎起居，怡情志，早日康复。

3. 增强体质，提高抗病能力

向患者及家属讲解加强营养是胸腔积液治疗的重要组成部分，需合理调配饮食，进高热量、高蛋白、富含维生素的食物，增强机体抵抗力。积极参加各种适宜的体育锻炼，如太极拳、太极剑、气功等，以增强体质，提高抗病能力。指导患者合理安排休息与活动，逐渐增加活动量，避免过度劳累。

4. 用药指导与病情监测

向患者及家属解释本病的特点及目前的病情，介绍所采用的治疗方法、药物剂量、用法和不良反应。对结核性胸膜炎的患者需特别强调坚持用药的重要性，即使临床症状消失，也不可自行停药；应定期复查，遵从治疗方案，防止复发。

第十四章　自发性气胸

胸膜腔由胸膜壁层和脏层构成，是不含空气的密闭的潜在性腔隙。任何原因使空气进入胸膜腔造成胸腔积气和肺萎陷称为气胸。它可以自发地发生，也可由于疾病、外伤、手术或诊断及治疗性操作不当等引起。最常见的气胸是因肺部疾病使肺组织和脏层胸膜破裂，或者靠近肺表面的肺大疱、细小肺泡自行破裂，肺和支气管内空气逸入胸膜腔，称为自发性气胸。本病男性较多，男女之比约为 5:1，多见于 20~30 岁的青壮年，中老年人近年也有增多的趋势。

自发性气胸是指因肺部疾病使肺组织和脏层胸膜破裂，或靠近肺表面的细小肺泡破裂，肺和支气管内空气逸入胸膜腔。多见于男性青壮年或患有慢支，肺气肿，肺结核者。本病属呼吸内科急症之一，严重者可危及生命，及时处理可治愈。

【自发性气胸的类型】

根据脏层胸膜破口的情况及其发生后对胸腔内压力的影响，将自发性气胸分为以下三种类型。

1. 闭合性（单纯性）气胸

气胸胸膜破口较小，随着肺萎缩及浆液渗出物的作用，胸膜破口自行闭合，不再有空气漏入胸膜腔，但胸腔内有不等量的气体存在，用力常为负压或低度正压，抽气后不再上升为正压，说明破口已闭合，此类型最为多见。

2. 交通性（开放性）气胸

气胸胸膜破口较大或两层胸膜间有粘连和牵拉，影响肺脏萎缩，使裂口张开或形成支气管胸膜瘘。使破口持续开启，吸气和呼气时，空气从裂口自由进出胸膜腔，抽气后胸膜腔内压力很快回复至零并随呼吸上下波动。患侧胸腔测压力零上或零下，抽气后观察数分钟压力仍无变化。此类型因与支气管相通，容易发生感染形成脓气胸。

3. 张力性（高压性）气胸

胸膜破口形成活瓣样阻塞，吸气时开启，空气进入胸膜腔；呼气时关闭，胸膜腔内气体不能再经破口返回呼吸道而排出体外，结果使胸腔内气量增加，胸腔内气体愈积愈多压力明显增高，此类型把纵隔推向健侧，压迫大静脉，使回心血量减少，心搏出量减少，可引起急性心肺功能衰竭，为内科急诊，患者除有严重呼吸困难外，并可出现休克等循环障碍，需要紧急排气以缓解症状。若患侧胸膜腔内压力升高，抽气至负压后，不久又恢复正压，应安装持续胸膜腔排气装置。

这三种类型气胸在病情发展过程中可相互转换，因此，对于任何类型的气胸，均应严密观察，及时发现病情的转变。

【病因与发病机制】

1. 原发性自发性气胸

是指常规胸部 X 线检查未发现明显病变者所发生的气胸。可能与吸烟、身高和小气道炎症有关；也可能与非特异性炎性瘢痕或弹性纤维先天发育不良有关，此型气胸多见于青壮年、体型瘦长的男性，易复发。

2. 继发性自发性气胸

是在原有肺部疾病基础上发生的气胸。最常见的病因为慢性阻塞性肺疾病和肺结核，肺囊性纤维化、支气管哮喘、间质性肺部疾病、肺癌、尘肺等均可引起；偶因胸膜上异位子宫内膜在经期破裂而发生气胸。

【临床表现】

1. 症状

突然患侧胸痛、干咳和呼吸困难是典型症状，可有刺激性干咳。张力性气胸患者烦躁不安，因呼吸困难被迫坐起，有发绀、冷汗、脉速、心律失常、意识不清等呼吸循环障碍的表现。血气胸患者如失血过多会出现血压下降，甚至休克。继发性气胸症状多较严重，呼吸困难症状与气胸程度可不成比例。

2. 体征

少量气胸患者在体检时可无异常发现。气胸量多时表现为患侧胸部饱满，呼吸动度减弱，触诊语颤减弱或消失，叩诊呈鼓音，听诊呼吸音减弱或者消失。大量气胸时，气管心脏向健侧移位。右侧气胸时，肝浊音界下移，左侧气胸或纵隔气肿时在左胸骨缘处听到与心跳一致的咔嗒音或者高调金属音（Hamman征）。如果患者呼吸增快，发绀，严重心动过速，低血压或者气管移位，提示张力性气胸的可能。

【辅助检查】

1. X线胸片检查

是诊断气胸的重要方法，并可显示肺受压程度、肺内病变情况以及有无胸膜粘连、胸腔积液及纵隔移位等。典型表现为：被压缩肺边缘呈外凸弧形线状阴影，称为气胸线，线外透亮度增强，无肺纹理。大量积气时，肺被压向肺门，呈球形高密度影，纵隔和心脏向健侧移位。合并积液或积血时，可见气液平面。气胸容量的大小可依据后前位X线胸片上气胸线到侧胸壁的距离近似判断，当此距离为1cm和2cm时，气胸容量分别约占单侧胸腔容量的25%和50%，故气胸线到侧胸壁的距离<2cm为小量气胸，≥2cm为大量气胸。

2. 胸部CT

表现为胸膜腔内极低密度气体影，伴有肺组织不同程度的萎缩改变。CT对于小量气胸、局限性气胸以及肺大疱与气胸的鉴别比X线胸片更敏感和准确。

【诊断标准】

根据症状，突发一侧胸痛，伴有呼吸困难，同时查体发现气胸体征，可做出初步诊断。X线显示气胸是确诊依据。病情危重不允许做X线检查时，可在患侧积气征最明显处试行胸腔穿刺，如测压为正压且抽出气体，说明有气胸存在。抽气后观察胸膜腔内压力变化，可以判断气胸的类型。

【治疗原则】

自发性气胸治疗目的在于两个方面：一是使受累肺脏尽早排除气体、缓解症状，促使肺复张；一是预防气胸的复发。基本治疗原则包括卧床休息的一般治疗、排气疗法、防止复发措施、手术疗法及并发症防治等。

1. 卧床休息

气胸患者应绝对卧床休息，使肺活量减少，有利于气体吸收。适用于首次发作，肺萎陷在20%以下，不伴有呼吸困难者。单纯卧床休息，每日可吸收胸膜腔内气体容积的 1.25%。如经 1 周肺仍然不膨胀者，则需要采用其他治疗措施。

2. 对症支持治疗

包括止痛、镇咳，防治便秘。开放性、张力性气胸或有继发感染时，适当应用抗生素治疗。

3. 吸氧

气急、发绀者给氧，吸氧不仅能改善缺氧，还可促进气体的吸收，持续吸入高浓度氧疗法（面罩呼吸，氧流量每分钟 3L），可使气胸患者气体吸收率提高达 4.2%，肺完全复张时间缩短至平均 5 天（范围 3~7 天），较一般卧床休息肺复张所需时间明显缩短。其机制是气胸腔内气体主要是氮气，吸氧可提高血中氧分压、使氮分压下降，从而增加胸膜腔与血液间的 PN 差，促使胸膜腔内的氮气向血液转递（氮-氧交换），加快肺复张。支气管痉挛者给氨茶碱等支气管扩张剂；剧烈咳嗽时可用喷托维林或可待因。

4. 排气治疗法

是否抽气及怎样抽气主要取决于气胸的类型和积气的多少。单纯性气胸少量积气（肺萎陷小于20%）可继续观察，不必抽气，胸膜腔内气体可在 2~3 周内自行吸收（每日吸收量约为气胸量的1.25%）。肺萎陷大于25%，或症状明显者须进行排气治疗。

【护理评估】

1. 健康史

询问患者以往健康情况，了解有无肺部基础疾病、肺功能情况，有无吸烟等不良生活习惯。

2. 身体状况

重点评估胸痛的性质、部位和呼吸困难的程度等。

3. 心理-社会状况

了解患者的情绪状态，社会支持及对疾病的认识情况。

【护理诊断】

1. 低效性呼吸型态

与肺扩张能力下降、疼痛、缺氧、焦虑有关。

2. 舒适的改变

与胸痛、胸腔闭式引流有关。

3. 焦虑/恐惧

与呼吸困难、胸痛、胸腔穿刺或胸腔闭式引流术或气胸复发有关。

4. 知识缺乏

缺乏疾病相关知识。

5. 潜在并发症

复张性肺水肿、脓气胸、血气胸、纵隔气肿与皮下气肿。

【护理措施】

1. 病情观察

观察呼吸频率及呼吸困难的程度和血氧饱和度的变化，必要时监测血气分析。观察有无严重呼吸循环障碍的表现。

2. 症状护理

环境舒适安静，卧床休息，避免用力、剧烈咳嗽和屏气；气急、发绀者给予吸氧；酌情给予镇静、镇痛用药；必要时遵医嘱给予支气管扩张药或镇咳药物；保持排便通畅，防止排便用力。

3. 吸氧护理

氧流量 3~5L/min，若有纵隔气肿，可给予高浓度吸氧。如基础病变为 COPD 者，可采用低流量吸氧，2~3L/min。

4. 饮食护理

注意进食清淡、高热量、高蛋白、高纤维饮食，维持机体的正氮平衡，防止便秘。

5. 活动与休息

急性自发性气胸患者应绝对卧床休息。如肺压缩<20%，且为闭合性气胸，症状较轻，PaO_2>70mmHg，可卧床休息，避免用力、屏气、咳嗽等增加胸腔内压的活动。血压平稳者取半卧位。卧床休息期间，协助患者每 2 小时翻身一次。

6. 排气疗法护理

气胸量>20%，或虽然气胸量不到 20%但患者症状明显，或经休息或观察气胸延迟吸收，均应予以气胸穿刺抽气。

（1）紧急排气：紧急时，可迅速将无菌针头从患侧锁骨中线第 2 肋间穿刺进入，一般加用带三通的橡皮管，然后连接 50ml 注射器或气胸箱抽气。护理上注意紧急排气患者病情重，常伴烦躁不安、恐惧、呼吸困难等症状，首先加强心理疏导，守护身旁增强安全感；给予持续心电监测、严密观察病情及熟练配合抢救工作。

（2）人工气胸箱排气：可同时测定胸腔内压和进行抽气。穿刺针从患侧锁骨中线第 2 肋间穿刺进入胸膜腔后接人工气胸箱，现测定胸膜压力，判断气胸类型，再抽气，直至呼吸困难缓解或胸腔压力降为 $-42cmH_2O$，并留针 3~5 分钟再测胸腔压力，如有回升应行胸腔闭式引流排气。护理上注意严密观察生命体征，做好胸腔闭式引流物准备。

7. 胸腔闭式引流护理

对张力性气胸、开放性气胸缝闭伤口者、中等量（肺压缩 30%~60%）以上的闭合性气胸，经穿刺后又复发者，可行胸腔闭式引流术。引流术中要保持引流管固定、密闭、通畅和无菌。

（1）心理护理：向患者和家属说明胸腔闭式引流的目的、方法及要求，强调该方法的有效性和安全性，以及患者在手术过程中应如何配合等；说明术中、术后可能出现的并发症，及医护人员的应对措施等，使家属既有心理准备，又能消除顾虑，树立信心。

（2）术前完善相关检查：血常规、出凝血时间、血气分析、X 线胸片。

（3）功能锻炼：指导患者进行有效的咳嗽技巧和呼吸功能锻炼，以利于术后肺功能的恢复和肺部分泌物的排除。

（4）物资准备：利多卡因、胸腔穿刺包、水封引流瓶，5ml 注射器、敷料、胶布、消毒液、生理盐水 500ml 等。

（5）术中护理配合：①吸氧 2~5L/min；②体位：健侧卧位或坐位；③局麻下经患侧锁骨中线外侧第二肋间或腋前线第 4~5 肋间置入引流管，引流管末端接水封引流瓶，使胸膜内压力保持在 $-3~-2cmH_2O$；④固定引流管，并给予无菌敷料保护。

（6）引流管的护理：妥善固定胸腔引流管，避免扭曲受压；搬动患者和更换引流瓶前，用两把止血钳夹紧引流管，防止管道滑脱、漏气或引流液逆流入胸腔等的意外发生。

（7）水柱的观察：检查引流系统有无漏气，是否密闭，保持长玻璃管在液面下 3~4cm。随时观察水柱波动情况及气泡的多少。水柱上下波动，表明导管通畅，若水柱波动不明显，请患者做深呼吸或咳嗽再行观察。

（8）引流瓶的护理：妥善放置引流瓶，防止倾倒。瓶内存放生理盐水或蒸馏水 500ml，液平面应低于引流瓶出口平面 60cm。每天更换引流瓶及瓶内液体，换瓶时注意连接管和接头的消毒，更换液体后标记液平面，以便于观察和记录引流量。及时更换渗湿的敷料，严格无菌操作。

（9）呼吸功能的锻炼：鼓励患者循序渐进地进行呼吸功能的锻炼，如深呼吸、咳嗽练习、吹气球等，促进肺的复张。避免增加胸内压力的活动，如用力咳嗽和提举重物等。

（10）拔管护理：持续 1~2 天液面无气体逸出可夹管，观察 24 小时无呼吸困难症状，提示肺复张，可协助医生拔管。拔管后应注意观察伤口有无出血、皮下有无气肿等异常情况。

（11）疼痛的管理

1）环境与卧位：保持病房安静，保证患者有充足的休息时间，协助患者采取舒适体位，半卧位时可在胸腔引流管下垫一毛巾，减轻不适。

2）活动：与患者共同分析胸痛的诱因，教会床上活动的方法。如体位改变或活动时用手固定胸腔引流管，避免其移动而刺激胸膜等。

3）放松疗法：教会患者自我放松技巧如缓慢呼吸、全身肌肉放松、听音乐、看书等，以分散注意力。

4）用药护理：遵医嘱使用镇痛药物，观察药物作用和副作用。

5）排便护理：保持排便通畅，防止排便用力引起的胸痛或伤口疼痛，并防止气胸复发。

（12）并发症及处理

1）脓气胸：肺炎、肺脓肿等可并发脓气胸，也可因胸腔穿刺或肋间引流所致，病情多危重，常有支气管胸膜瘘发生，在积极使用抗生素的基础上及时引流，必要时考虑手术治疗。

2）血气胸：常因胸膜粘连带内血管破裂所致，肺复张后，出血多能自行停止。观察出血量，若继续出血不止，除保守治疗外应考虑手术结扎出血的血管。

3）纵隔气肿及皮下气肿：大多数患者气体量少，多无明显症状，部分颈部可因皮下积气而变粗。气体积聚在纵隔间隙可压迫纵隔大血管，出现干咳、呼吸困难、呕吐及胸骨后疼痛，并向双肩及双臂放射。皮下气肿及纵隔气肿随胸腔内气体的排出减压而自行吸收。吸入浓度较高的氧气有利于纵隔气肿的吸收。

4）复张性肺水肿：立即半坐卧位休息，尽量使双下肢下垂，高浓度吸氧 6~8L/min，必要时湿化液中可加酒精。观察血流动力学，调整输液量，必要时可遵医嘱使用强心药、利尿剂、激素类药物等。

【健康教育】

1. 坚持肺部基础疾病的治疗

向患者介绍继发性自发气胸的发生是由于肺部组织有基础疾病存在，因此遵医嘱积极治疗肺部基础疾病对于预防气胸的复发极为重要。

2. 避免气胸诱发因素

①避免抬举重物、剧烈咳嗽、屏气、用力排便等，并采取有效的预防便秘措施；②注意劳逸结合，在气胸痊愈后的1个月内，不要进行剧烈活动，如打球、跑步等；③保持心情愉快，避免情绪波动；④吸烟者应指导戒烟。

3. 气胸复发时的处理

一旦出现突发性胸痛，随即感到胸闷、气急时，可能为气胸复发，应及时就诊。

第十五章　睡眠呼吸暂停低通气综合征

睡眠呼吸暂停低通气综合征（SAHS）是多种原因引起的上气道阻塞和（或）中枢性呼吸抑制，以睡眠中反复出现伴或不伴鼾声的呼吸变浅或暂停，及日间嗜睡、疲乏等为主要症状的常见睡眠呼吸疾病。病情逐渐发展可导致肺动脉高压、肺心病、呼吸衰竭、高血压、心律失常、脑血管意外等严重的并发症。男性多于女性，老年人患病率更高。

临床上根据睡眠过程中呼吸暂停时胸腹呼吸运动的情况，将睡眠呼吸暂停综合征分为中枢型、阻塞型和混合型。这三种类型中以阻塞型最为常见，目前，把阻塞型和混合型两种类型统称为阻塞型睡眠呼吸暂停低通气综合征（OSAHS）。

【病因和发病机制】

1. 中枢型呼吸睡眠暂停综合征（CSAS）

单纯 CSAS 较少见，一般不超过呼吸暂停患者的 10%。通常可进一步分为高碳酸血症和正常碳酸血症两大类。可与 OSAHS 同时存在，多数有神经系统或运动系统的病变。发病机制可能与以下因素有关：①睡眠时呼吸中枢对各种不同刺激的反应性减低；②中枢神经系统对低氧血症特别是 CO_2 浓度改变引起的呼吸反馈调节的不稳定性；③呼气与吸气转换机制异常等。

2. 阻塞型呼吸睡眠暂停低通气综合征（OSAHS）

占 SAHS 的大多数，有家庭集聚性和遗传因素，多数有上呼吸道特别是鼻、咽部位狭窄的病理基础，如肥胖、变应性鼻炎、鼻息肉、扁桃体肥大、软腭松弛、腭垂过长过粗、舌体肥大、舌根后坠、下颌后缩、颞颌关节功能障碍和小颌畸形等。部分内分泌疾病也可合并该病。其发病机制可能与睡眠状态下上气道软组织、肌肉的塌陷性增加，睡眠期间上气道肌肉对低氧和 CO_2 的刺激反应性降低有关，此外，还与神经、体液、内分泌等因素的综合作用有关。

【临床表现】

1. 白天的临床表现

（1）嗜睡

最常见的症状，轻者表现为日间工作或学习时间困倦、嗜睡，严重时吃饭、与人谈话时即可入睡，甚至发生严重的后果，如驾车时打瞌睡导致交通事故。

（2）头晕乏力

由于夜间反复呼吸暂停、低氧血症，使睡眠连续性中断，醒觉次数增多，睡眠质量下降，常有程度不同的头晕、疲倦、乏力。

（3）精神行为异常

注意力不集中、精细操作能力下降、记忆力和判断力下降，症状严重时不能胜任工作，老年人可表现为痴呆。夜间低氧血症对大脑的损害以及睡眠结构的改变，尤其是深睡眠时相减少是主要的原因。

（4）头痛

常在清晨或夜间出现，隐痛多见，不剧烈，可持续1~2小时，有时需服镇痛药才能缓解，与血压升高、颅内压及脑血流的变化有关。

（5）个性变化

烦躁、易激动、焦虑等，家庭和社会生活均受一定影响，由于与家庭成员和朋友情感逐渐疏远，可能出现抑郁症。

（6）性功能减退

约有10%的患者可出现性欲减退，甚至阳痿。

2. 夜间的临床表现

（1）打鼾

是主要症状，鼾声不规则，高低不等，往往是鼾声-气流停止-喘气-鼾声交替出现，一般气流中断的时间为20~30秒，个别长达2分钟以上，此时患者可出现明显的发绀。

（2）呼吸暂停

75%的患者有呼吸暂停，呼吸暂停多随着喘气、憋醒或响亮的鼾声而终止。OSAHS患者有明显的胸腹矛盾呼吸。

（3）憋醒

呼吸暂停后忽然憋醒，常伴有翻身，四肢不自主运动甚至抽搐，或忽然坐起，感觉心慌、胸闷或心前区不适。

（4）多动不安

因低氧血症，患者夜间翻身、转动较频繁。

（5）多汗

出汗较多，以颈部、上胸部明显，与气道阻塞后呼吸用力和呼吸暂停导致的高碳酸血症有关。

（6）夜尿

部分患者诉夜间小便次数增多，个别出现遗尿。

（7）睡眠行为异常

表现为恐惧、惊叫、呓语、夜游、幻听等。

3. 并发症

OSAHS 患者可出现高血压、冠心病、肺心病、糖尿病、继发性红细胞增多症、脑血管病、精神异常等并发症，患者常以心血管系统异常表现为首发症状和体征，其高血压的发生率为 45%，且降压药物的治疗效果不佳。

【辅助检查】

1. 血液检查

红细胞计数和血红蛋白可有不同程度的增加。

2. 动脉血气分析

不同程度的低氧血症和二氧化碳分压增高。

3. 肺功能检查

部分患者表现为限制性通气功能障碍。

4. 多导睡眠图

是确诊本病的方法。同步记录患者睡眠时的脑电图、肌电图、口鼻气流、胸腹呼吸运动、动脉血氧饱和度、心电图等多项指标，可准确了解患者睡眠时呼吸暂停及通气的情况，并能确定其类型及病情轻重，本病的病情分度见表 15-1。

表 15-1 睡眠呼吸暂停低通气综合征的病情分度

病情分度	AHI（次/小时）	夜间最低 SaO_2（%）
轻度	5~14	85~89
中度	15~30	80~84
重度	>30	<80

【诊断要点】

根据患者睡眠时打鼾伴呼吸暂停、白天嗜睡、身体肥胖、颈围粗及其他临床症状可作出初步诊断。确诊有赖于多导睡眠图监测。

【治疗原则】

1. 一般治疗	2. 减肥治疗
对引起上气道阻塞的原发病进行治疗。	减肥能明显降低呼吸暂停和低通气的发生。

3. 药物治疗	4. 口腔内矫治器
鼻塞的患者睡前用血管收缩剂滴鼻，有呼吸道感染者给予抗感染治疗。	可使睡眠时的呼吸暂停或低通气有一定程度的减少，改善血氧饱和度并提高睡眠质量。

5. 气道正压通气（PAP）

适应证：①AHI≥15次/小时的患者；②AHI<15次/小时，但白天嗜睡等症状明显的患者；③手术治疗失败或复发者；④不能耐受其他方法治疗者。禁忌证为昏迷、肺大疱、咯血、气胸、血压不稳定等。

（1）经鼻持续气道正压通气：是治疗中重度OSAHS患者的首选方法，可以有效地消除夜间打鼾、呼吸暂停和低通气等，也可显著改善白天嗜睡、头痛及记忆力减退等症状。可用于不适合手术和经手术、减肥等治疗效果不佳者。

（2）双水平气道内正压通气（BiPAP）：在CPAP机的基础发展起来的小型、可携型、使用简便的无创人工呼吸机，吸气、呼气正压可分别调节，同步性能好，较CPAP易于被患者接受。

（3）自动调压智能（Auto-CPAP）呼吸机治疗：根据患者睡眠时气道阻塞所致血氧饱和度降低程度不同，呼吸机送气压力自行随时调节，患者耐受性好，但价格昂贵。

6. 外科手术治疗

（1）腭垂软腭咽成形术（UPPP）：为目前最常用的手术方法，适用于咽腔狭窄的患者。手术后复发较常见（50%～70%）。术后鼾声消失并不意味着呼吸暂停和低氧血症的改善，术后仍应随访和监测患者。

（2）正颌手术：少数 OSAHS 患者有不同程度的下颌畸形。

（3）气管切开造口术：用于严重的 OSAHS 伴严重低氧血症，导致昏迷、肺心病心衰或心律失常者，是防止上气道阻塞、解除窒息最有效的急救措施。

【护理评估】

1. 健康史

详细地询问病史，包括疾病发生的时间，尤其是打鼾、日间极度嗜睡和其他症状是否存在，持续时间，既往诊治情况，全身系统性病史等。

2. 身体状况

评估睡眠中气道阻塞的存在及阻塞发生的部位以及严重程度，并且对全身重要生命器官作出评估。

3. 心理-社会状况

OSAHS 患者由于长期缺氧，易诱发高血压。术前应详细检查心脏和血压情况，服用抗凝药的高血压患者手术部位易出血不止。

【护理诊断】

1. 气体交换受损

与睡眠时呼吸暂停或低通气有关。

2. 睡眠型态紊乱

与睡眠中出现打鼾、呼吸暂停和憋醒有关。

【护理措施】

1. 体位

协助患者采取有效措施维持侧卧位睡眠，可使用安眠枕或睡衣后缝制小球的办法，有利于保证患者头向一侧或保持侧卧位。

2. 戒烟酒

吸烟可引起咽喉炎，增加上呼吸道狭窄。饮酒可加重打鼾及睡眠呼吸暂停，患者睡前 3~5 小时应避免饮酒。

3. 减少危险因素

避免服用安眠药，适当减肥，防治上呼吸道感染等。

4. 病情观察

注意观察患者是否因通气障碍出现憋醒、精神行为异常、惊恐，以及 PAP 治疗过程的适应与配合情况。

5. PAP 治疗的护理

（1）保证夜间治疗时间：指导患者 PAP 治疗的关键在于长期佩戴 PAP 呼吸机，经常（≥70%）夜晚使用 PAP 机，每晚使用≥4 小时。当患者体型肥胖、病情重，需要的 PAP 压力较高时，有些患者在睡梦中将鼻罩扯掉中断治疗，应调整合适的 PAP 压力，或使用 BiPAP 呼吸机增加舒适度。

（2）选择合适的面罩：鼻罩比口鼻全面罩更为舒适，可选择鼻枕来进行 PAP 治疗，其不良反应小、漏气少、对睡眠干扰小，经口漏气者可采用全面罩治疗。

（3）气道湿化：PAP 治疗时使用湿化器可减轻口咽鼻部的不适症状（鼻塞、通气不畅、鼻内干燥），从而提高患者对 PAP 治疗的依从性。

（4）防止皮肤破损：在每次用鼻罩之前应洗脸，清洗鼻罩，可防止皮肤过敏。使用气泡型鼻罩、额部垫海绵垫等防止鼻背溃疡。

（5）心理护理：PAP 呼吸机只是一种呼吸辅助装置，呼吸的节律完全由患者自己控制，尽力加深加快呼吸与其配合，反而会加重不适感觉，患者应努力调整自己的心态，使心情平静，按平常的节律呼吸。

（6）减少噪音：采取带耳塞、隔音玻璃罩或将 PAP 呼吸机置于壁橱内等方法可减少噪音的影响。

【健康教育】

1. 疾病知识指导

使患者了解 OSAHS 的相关知识，识别加重病情的因素，指导戒烟、戒酒。通过讲座、宣传手册和个别指导，帮助患者学会正确使用 PAP 呼吸机，并定期随访评价和提高 PAP 治疗的依从性，保证治疗效果。

2. 运动指导

肥胖是引起睡眠呼吸暂停的原因之一，鼓励患者进行有效的体育锻炼，减轻体重，增加有效通气。

第十六章　呼　吸　衰　竭

呼吸衰竭（RF）是指各种原因引起的肺通气和（或）换气功能严重障碍，以致在静息状态下亦不能维持足够的气体交换，导致低氧血症伴（或不伴）高碳酸血症，进而引起一系列病理生理改变和相应临床表现的综合征。其临床表现缺乏特异性，明确诊断有赖于动脉血气分析：在海平面、静息状态、呼吸空气条件下，动脉血氧分压（PaO_2）低于 60mmHg，伴或不伴二氧化碳分压（$PaCO_2$）高于50mmHg，并排除心内解剖分流和原发于心排血量降低等致低氧因素，即为呼吸衰竭。

【分类】

1. 按动脉血气分析分类

在临床实践中，呼吸衰竭按动脉血气分析分类，以缺氧不伴（或伴）CO_2 潴留分为 I 型呼吸衰竭和 II 型呼吸衰竭。

（1）I 型呼吸衰竭

仅有缺氧，无 CO_2 潴留，血气分析特点：$PaO_2 < 60mmHg$，$PaCO_2$ 降低或正常，见于换气功能障碍。

（2）II 型呼吸衰竭

既有缺氧又伴有 CO_2 潴留，血气分析特点：$PaO_2 < 60mmHg$，$PaCO_2 > 50mmHg$，系肺泡通气不足所致。

2. 按发病急缓分类

（1）急性呼吸衰竭

由于多种突发致病因素使通气或换气功能迅速出现严重障碍，在短时间内发展为呼吸衰竭。因机体不能很快代偿，如不及时抢救，将危及患者生命。

（2）慢性呼吸衰竭

由于呼吸和神经肌肉系统的慢性疾病，导致呼吸功能损害逐渐加重，经过较长时间发展为呼吸衰竭。由于缺氧和 CO_2 潴留系逐渐加重，在早期机体可代偿适应，多能耐受轻工作及日常活动，此时称为代偿性慢性呼吸衰竭。若在此基础上并发呼吸系统感染或气道痉挛等，可出现急性加重，在短时间内 PaO_2 明显下降、$PaCO_2$ 明显升高，则称为慢性呼吸衰竭急性加重，其临床情况兼有急性呼吸衰竭的特点。

3. 按发病机制分类

（1）泵衰竭

由呼吸泵（驱动或制约呼吸运动的神经、肌肉和胸廓）功能障碍引起，以Ⅱ型呼吸衰竭表现为主。

（2）肺衰竭

由肺组织及肺血管病变或气道阻塞引起，可表现Ⅰ型或Ⅱ型呼吸衰竭。

【常见病因】

完整的呼吸过程由相互衔接并同时进行的外呼吸、气体运输和内呼吸三个环节来完成。参与外呼吸即肺通气的任何一个环节的严重病变，都可导致呼吸衰竭，常见的病因有：①气道阻塞性病变；②肺组织病变；③肺血管疾病；④胸廓与胸膜病变；⑤神经肌肉疾病。

【临床表现】

1. 症状

（1）呼吸困难

是呼吸衰竭最早、最突出的表现，表现为呼吸费力伴呼气延长，多数患者有明显呼吸困难，可有呼吸频率、节律、幅度的改变。最初表现为呼吸频率增快，病情加重出现呼吸困难，可出现三凹征。

（2）发绀

是低氧血症的典型表现，当动脉血氧饱和度低于90%或氧分压小于 50mmHg 时，可有口唇、指甲、舌等处出现发绀。发绀的发生与还原血红蛋白量相关，红细胞增多者发绀明显；贫血者发绀不明显或不出现。

（3）精神神经症状

急性缺氧可迅速出现精神错乱、躁狂、昏迷、抽搐等症状。慢性缺氧多表现为智力或定向力功能障碍。当有 CO_2 潴留时，开始患者表现出兴奋症状，如多汗、烦躁不安、夜间失眠、白天嗜睡，甚至谵妄现象。随着 CO_2 潴留加重，引起呼吸中枢受抑制，发生肺性脑病，临床表现为：表情淡漠、肌肉震颤、间歇抽搐，甚至昏迷等。

2. 体征

除原发病体征外，主要缺氧和 CO_2 潴留的表现：外周浅静脉充盈、皮肤温暖、面色潮红、多汗、球结膜充血水肿。部分患者可见视盘水肿、瞳孔缩小、腱反射减弱或消失、锥体束征阳性等。

【辅助检查】

1. 动脉血气分析

$PaO_2 < 60mmHg$ 伴有或不伴有 $PaCO_2 > 50mmHg$。

2. 影像学检查

胸部 X 线片、胸部 CT 等可协助分析呼吸衰竭的原因。

3. 纤维支气管镜检查

4. 肺功能检查

5. 其他检查

可有低血钾、高血钾、低血钠、低血氮等。血丙氨酸氨基转移酶与血浆尿素氮升高，尿中可出现尿蛋白、红细胞和管型。

【诊断要点】

有导致呼吸衰竭的病因或诱因；有低氧血症或伴高碳酸血症的临床表现；在海平面大气压下，静息状态呼吸空气时，$PaO_2 < 60mmHg$，或伴 $PaCO_2 > 50mmHg$，在排除心内解剖分流或原发性心排血量降低后，呼吸衰竭的诊断即可成立。

【治疗原则】

呼吸衰竭的处理原则是保持呼吸道通畅，迅速纠正缺氧、改善通气、积极治疗原发病、消除诱因、加强一般支持治疗和对其他重要脏器功能的监测与支持、预防和治疗并发症。

1. 保持呼吸道通畅

气道不通畅可加重呼吸肌疲劳，气道分泌物积聚时可加重感染，并可导致肺不张，减少呼吸面积，加重呼吸衰竭，因此，保持气道通畅是纠正缺氧和 CO_2 潴留的最重要措施。

（1）清除呼吸道分泌物及异物。

（2）昏迷患者用仰头提颏法打开气道并将口打开。

（3）缓解支气管痉挛：用支气管舒张药如 β_2 肾上腺素受体激动剂、糖皮质激素等缓解支气管痉挛。急性呼吸衰竭患者需静脉给药。

（4）建立人工气道：如以上方法不能有效地保持气道通畅，可采用简易人工气道或气管内导管（气管插管和气管切开）建立人工气道，简易人工气道主要有口咽通气道、鼻咽通气道和喉罩，是气管内导管的临时替代方式。

2. 氧疗

任何类型的呼吸衰竭都存在低氧血症，故氧疗是呼吸衰竭患者的重要治疗措施，但不同类型的呼吸衰竭其氧疗的指征和给氧方法不同。原则是Ⅱ型呼吸衰竭应给予低浓度（<35%）持续吸氧；Ⅰ型呼吸衰竭则可给予较高浓度（>35%）吸氧。急性呼吸衰竭的给氧原则：在保证 PaO_2 迅速提高到60mmHg或 SpO_2 达90%以上的前提下，尽量降低吸氧浓度。

3. 增加通气量、减少 CO_2 潴留

（1）呼吸兴奋剂：呼吸兴奋剂通过刺激呼吸中枢或外周化学感受器，增加呼吸频率和潮气量，改善通气。使用原则：①必须在保证气道通畅的前提下使用，否则会促发呼吸肌疲劳，并进而加重 CO_2 潴留；②脑缺氧、脑水肿未纠正而出现频繁抽搐者慎用；③患者的呼吸肌功能应基本正常；④不可突然停药。主要用于以中枢抑制为主所致的呼吸衰竭，不宜用于以换气功能障碍为主所致的呼吸衰竭。常用药物有尼可刹米、洛贝林、多沙普仑等，以尼可刹米最常用，常规 0.375～0.75g 静注。

（2）机械通气：对于呼吸衰竭严重，经上述处理不能有效地改善缺氧和 CO_2 潴留时，需考虑机械通气。

4. 抗感染

感染是慢性呼吸衰竭急性加重的最常见诱因，一些非感染性因素诱发的呼吸衰竭加重也常继发感染，因此需进行积极抗感染治疗。

5. 病因治疗

在解决呼吸衰竭本身造成危害的前提下，针对不同病因采取适当的治疗措施是治疗呼吸衰竭的根本所在。

6. 纠正酸碱平衡失调

急性呼吸衰竭患者常容易合并代谢性酸中毒，应及时纠正。慢性呼吸衰竭常有 CO_2 潴留，导致呼吸性酸中毒，宜采用改善通气的方法纠正。如果呼吸性酸中毒的发生发展过程缓慢，机体常以增加碱储备来代偿，当呼吸性酸中毒纠正后，原已增加的碱储备会使 pH 升高，对机体造成严重危害，因此，在纠正呼吸性酸中毒的同时需给予盐酸精氨酸和氯化钾，以防止代谢性碱中毒的发生。

7. 重要脏器功能的监测与支持

重症患者需转入 ICU 进行积极抢救和监测，预防和治疗肺动脉高压、肺源性心脏病、肺性脑病、肾功能不全和消化道功能障碍，尤其要注意预防多器官功能障碍综合征（MODS）的发生。

【护理评估】

1. 健康史

评估呼吸衰竭患者有无慢性支气管炎、阻塞性肺气肿、哮喘等慢性气道阻塞性疾病病史；评估发病原因，了解有无上呼吸道感染诱因存在；评估患者有无精神神经症状；评估患者有无血压升高、心动过速等循环系统表现；评估患者是否进行过动脉血气分析、肺功能检查等。

2. 身体状况

呼吸衰竭的临床症状除原发病表现外，主要缺氧和 CO_2 潴留所引起的多脏器功能紊乱的临床综合征。

3. 心理-社会状况

焦虑和抑郁是呼吸衰竭常见的心理反应。由于肺功能下降，呼吸困难诱发的窒息和面对死亡的恐惧，患者精神高度紧张有濒死感，语言交流障碍，患者出现情绪低落。评估家属对疾病知识的了解程度和对患者的关心程度、经济情况等。

【护理诊断】

1. 低效性呼吸型态

与肺的顺应性降低、呼吸机疲劳、呼吸道阻力增加等有关。

2. 清理呼吸道无效

与呼吸道感染、分泌物过多或黏稠，呼吸肌疲劳，无效咳嗽或咳嗽无力有关。

3. 自理能力缺陷

与长期患病、反复急性发作致身体衰弱有关。

4. 营养失调：低于机体需要量

与摄入不足、呼吸功能增加和呼吸道感染致能量消耗增多有关。

5. 潜在并发症

肺性脑病、消化道出血、心力衰竭、休克等。

【护理措施】

1. 休息

因活动会增加氧耗量，故对明显低氧血症患者，应限制活动量，症状轻或病情好转者，可适量活动，活动量以活动后不出现呼吸困难、心率增快为宜。帮助患者取舒适且有利于改善呼吸状态的体位，一般取半卧位或坐位。对呼吸困难明显者，应绝对卧床休息，给予提供安静、整洁、温湿度适宜的环境。

2. 饮食护理

呼吸衰竭患者因呼吸做功增加、发热等因素，体力消耗大，尤其是实施人工通气者，机体处于应激状态下，分解代谢增加，因此营养支持对提高呼吸衰竭的抢救成功率及患者生活质量均有重要意义。应鼓励患者进食，给予高脂肪、高蛋白质、低糖及适量维生素和微量元素的饮食。对不能进食或昏迷患者，应给予鼻饲或静脉营养。

3. 通畅气道护理

改善通气，必须保持呼吸道通畅，及时清除痰液，清醒患者鼓励用力咳痰，对于痰液黏稠患者，要加强雾化。稀释痰液，咳嗽无力者定时协助翻身、拍背，促进排痰。对昏迷患者可机械吸痰，保持呼吸道通畅；

按医嘱应用支气管扩张药，如氨茶碱等。对病情重或昏迷患者气管插管或气管切开，使用人工机械呼吸器。

4. 氧疗的护理

对 II 型呼吸衰竭患者应给予低浓度（25%~29%）、低流量（每分钟 1~2L）鼻导管持续吸氧，以免缺氧纠正过快引起呼吸抑制。如配合使用呼吸机和呼吸中枢兴奋剂可稍提高给氧浓度。给氧过程中若呼吸困难缓解、心率减慢、发绀减轻，表示氧疗有效；若呼吸过缓或意识障碍加深，须警惕 CO_2 潴留。氧疗过程中应注意观察氧疗效果，如吸氧后呼吸困难缓解、发绀减轻、心率减慢，表示氧疗有效；如意识障碍加深或呼吸过度表浅、缓慢，可能为 CO_2 潴留加重，应根据动脉血气分析结果和患者的临床表现，及时调整吸氧流量或浓度，保证氧疗效果，防止氧中毒和 CO_2 麻醉。

5. 皮肤护理

观察皮肤温度、湿度、颜色及皮肤的完整性，定时翻身，防止压疮的发生。对于受压部位垫气圈，局部皮肤进行按摩或贴保护膜保护。

6. 用药护理

（1）按医嘱选择使用有效的抗生素控制呼吸道感染；按医嘱使用呼吸兴奋药（如尼可刹米、洛贝林等）。

（2）注意观察用药后反应，防止药物过量。对烦躁不安、夜间失眠患者，慎用镇静药，以防引起呼吸抑制。

（3）静脉滴入药物时速度不宜过快，注意观察呼吸节律、频率、神志及动脉血气的变化。

7. 观察病情，防治并发症

密切注意生命体征及神志改变。及时发现肺性脑病及休克；注意胃液、尿量及粪便颜色，及时发现上消化道出血。

8. 心理护理

呼吸衰竭患者因呼吸困难，预感病情危重，可能危及生命，常会产生紧张、焦虑情绪。应多了解和关心患者的心理状况，特别是建立人工气道和使用机械通气的患者，应经常巡视，让患者说出或写出引起或加重焦虑的原因，指导患者应用放松、分散注意力和引导性想象技术，以缓解患者的紧张和焦虑。

【健康教育】

1. 疾病知识指导

向患者及家属讲解疾病发病机制、发展和转归。对一些文化程度不高的老年患者应反复讲解，语言力求通俗易懂，使患者理解康复保健的意义和目的。若有气急、发绀加重、咳嗽加剧、痰液增多、呼吸困难加重和神志改变，应及早就医。

2. 呼吸锻炼的指导

教会患者缩唇呼吸、腹式呼吸等呼吸功能锻炼的方法，以促进康复延缓肺功能恶化；指导患者正确地进行体位引流及有效咳嗽、咳痰，以保持呼吸道通畅。

3. 用药指导

出院时应将患者使用的药物、剂量、用法和注意事项告知患者及家属，指导患者遵医嘱用药。对于出院后仍需吸氧的患者，教会患者和家属合理使用家庭氧疗并了解氧疗时的注意事项。

4. 活动与休息

与患者一起回顾日常生活中所从事的各项活动，根据患者的具体情况制订合理的活动及休息计划，教会患者减少氧耗量的活动与休息方法。

5. 增强体质、避免诱因

指导患者合理安排膳食，加强营养，增强体质，尽量减少与呼吸道感染患者接触，少去或不去人群拥挤的地方，避免交叉感染的发生。注意增强体质，避免引起呼吸衰竭的各种诱因，教会患者预防呼吸道感染的方法，如冷水洗脸等耐寒训练。避免吸入刺激性气体，劝告吸烟患者戒烟。避免对机体不良的刺激，如劳累、情绪激动等。

第十七章　急性呼吸窘迫综合征

急性呼吸窘迫综合征（ARDS）是指患者原心肺功能正常，由于心源性以外的各种肺内、外致病因素导致的急性进行性呼吸困难、难治性低氧血症为特征的肺部炎症综合征，临床上以呼吸急促、呼吸窘迫、顽固性低氧血症为特征。急性肺损伤（ALI）和 ARDS 为同一疾病过程的两个阶段，具有性质相同的病理生理改变，ALI 代表早期和病情相对较轻的阶段，而 ARDS 代表后期病情严重的阶段。ARDS 是急性肺损伤发展到后期的典型表现。该病起病急骤，发展迅猛，病死率仍达40%～70%。

【常见病因】

ARDS 的病因尚不清楚。与 ARDS 相关的危险因素包括肺内（直接）因素和肺外（间接）因素两大类。肺内因素包括吸入性肺损伤、重症肺炎、溺水、误吸胃内容物、氧中毒等。肺外因素包括休克、大面积烧伤、急性重症胰腺炎、药物或麻醉药中毒、脂肪栓塞（尤其骨折时）、子痫、羊水栓塞等。国外报道，误吸胃内容物是发生 ARDS 的最常见危险因素。而我国最主要的危险因素是重症肺炎。

ARDS 的发病机制仍不十分清楚。目前认为，除上述多种损伤因素对肺部造成直接损伤外，还可激发机体产生系统性炎症反应综合征。

【临床表现】

1. 症状

除原发病的症状和体征外，主要表现为突发性进行性呼吸困难、发绀，常伴有烦躁、焦虑、出汗等。呼吸的特点为呼吸深快、用力，伴明显的发绀，且常规氧疗不能改善，亦不能用其他原发心肺疾病（如气胸、肺气肿、肺不张、肺炎、心力衰竭）解释。

2. 体征

早期体征可无异常，中期闻及双肺细啰音，后期可闻及水泡音及管状呼吸音。

【辅助检查】

1. X线胸片

X线胸片的表现以演变快速多变为特点。早期无异常或出现肺纹理增多，边缘模糊。继之出现斑片状并逐渐融合成大片状浸润阴影，大片阴影中可见支气管充气征。后期可出现肺间质纤维化改变。

2. 动脉血气分析

以低 PaO_2、低 $PaCO_2$ 和高 pH 为典型表现，后期可出现 $PaCO_2$ 升高和 pH 降低。肺氧合功能指标包括肺泡-动脉氧分压差 [$P_{(A-a)}O_2$]、肺内分流（Q_S/Q_T）、呼吸指数 [$P_{(A-a)}O_2/PaO_2$]、氧合指数（PaO_2/FiO_2，以 PaO_2 的 mmHg 值除以吸入氧浓度 FiO_2 获得）等，其中 PaO_2/FiO_2 为最常使用的指标，是诊断 ALI 或 ARDS 的必要条件，正常值为 $400\sim500$，ALI 时 ≤300，ARDS 时≤200。

3. 床边肺功能监测

肺顺应性降低，无效腔通气量比例（V_D/V_T）增加，但无呼气流速受限。

4. 血流动力学监测

通常仅用于与左心衰竭鉴别有困难时，一般肺毛细血管楔压（PCWP）<12mmHg，若>18mmHg 则支持左心衰竭的诊断。

【诊断要点】

目前仍采用中华医学会呼吸病分会 1999 年制定的诊断标准，符合下列 5 项条件者可诊断为 ALI 或 ARDS。

1. 有 ALI 和（或）ARDS 的高危因素。
2. 急性起病、呼吸频数和（或）呼吸窘迫。
3. 低氧血症，氧合指数≤300 时为 ALI，≤200 时为 ARDS。
4. 胸部 X 线检查示两肺浸润阴影。
5. PCWP≤18mmHg 或临床上能排除心源性肺水肿。

【治疗原则】

ARDS 是一种急性呼吸系统危重症。应针对肺水肿和肺泡萎陷两个主要问题进行处理。治疗原则包括：积极控制原发病，改善肺氧合功能，尽快纠正缺氧，保护器官功能，防止并发症。

1. 机械通气

由于 ARDS 主要表现为常规吸氧难以纠正的顽固性低氧血症，故多数患者需及时应用机械通气。若间歇正压通气无效，应迅速采用呼气末正压通气（PEEP），呼气末正压通气可以使萎陷的小气道和肺泡重新开放，减轻肺泡水肿，从而改善肺泡弥散功能和通气/血流比例，减少分流，达到改善氧合功能和肺顺应性的目的。由于 ARDS 导致肺泡萎陷和功能性残气量减少，有效参与气体交换的肺泡数减少，因此，要求以小潮气量通气，以防肺泡过度充气。通气量为 $6 \sim 8ml/kg$。对于血容量不足的患者，应补充足够的血容量，但需注意避免过量而加重肺水肿。

2. 氧疗

尽快提高 PaO_2 是抢救 ARDS 的中心环节。一般需要用面罩进行高浓度（>50%）给氧，使 $PaO_2 \geqslant 60mmHg$ 或 $SaO_2 \geqslant 90\%$。

3. 液体管理

为消除肺水肿，需合理限制液体入量。原则是在保证血容量足够、血压稳定的前提下，液体出入量宜轻度负平衡（$-500 \sim -1000ml$），液体入量每日一般以不超过 1.5L 为宜，可使用利尿药促进水肿消退，治疗过程中应随时纠正电解质紊乱。

4. 积极治疗原发病

原发病是 ARDS 发生和发展最重要的要素，必须针对病因给予积极的治疗。

5. 营养支持与监护

ARDS 时机体处于高代谢状态，应补充足够营养。因静脉营养可引起感染和血栓形成等并发症，故提倡早期开始全胃肠营养。患者应安置在 ICU 病房，严密监测呼吸、循环、水、电解质、酸碱平衡等各项指标，以便及时调整治疗方案。

【护理评估】

1. 评估生命体征、意识状态、皮肤颜色、四肢肌张力等。
2. 评估呼吸方式，胸腹运动，呼吸节律，有无三凹征、呻吟等。
3. 评估营养状况、皮肤弹性等。

【护理诊断】

1. 清理呼吸道无效

与呼吸道感染、分泌物过多或黏稠、咳嗽无力及大量液体和蛋白质漏入肺泡有关。

2. 低效性呼吸型态

与不能进行有效呼吸有关。

3. 焦虑

与呼吸窘迫、疾病危重以及对环境和事态失去自主控制有关。

4. 自理缺陷

与严重缺氧、呼吸困难、机械通气有关。

5. 营养失调：低于机体需要量

与气管插管和代谢增高有关。

6. 语言沟通障碍

与建立人工气道、极度衰弱有关。

7. 潜在并发症

重要器官缺氧性损伤、误吸、呼吸机相关性肺炎、呼吸机相关肺损伤等。

【护理措施】

1. 急救护理措施

(1) 急救原则

迅速给氧，提高氧气吸入量，适当扩张小呼吸道和肺泡，增加功能残气量，保证液体平衡，积极治疗原发病，保持呼吸道通畅，必要时建立人工呼吸道，进行机械通气治疗。氧疗：一般需要高浓度给氧，或面罩给氧，使 PaO_2 迅速提高 60 ~ 80 mmHg或 $SaO_2>90\%$。

(2) 保持呼吸道通畅，促进痰液的引流排出

观察痰的颜色、量、味及实验室痰液检查的结果，并及时做好记录，准确留取痰液标本，利于调整治疗方案。①指导并协助患者深呼吸及有效咳嗽、咳痰；②协助体位引流，翻身拍背2~3小时1次；③降低痰液黏度，如口服化痰药，雾化吸入等；④补充水分，嘱患者多饮水及补充静脉输液；⑤必要时吸引器吸引或纤维支气管镜下吸出分泌物。

(3) 机械通气

ARDS机械通气的指标尚无统一标准，但一旦诊断成立，应尽早进行机械通气治疗。

(4) 血气监测

准确及时抽取动脉血气，及时了解病情的进展及好转程度。

（5）病情观察

注意患者的呼吸、体温、脉搏、血压、神志变化及尿量等。维持适当的液体平衡：在血压稳定的前提下，出入液量宜轻度负平衡；需要输血时，最好用新鲜血，以免微血栓而加重 ARDS。

2. 一般护理

（1）给予舒适体位

取半坐位或坐位；绝对卧床休息，尽量减少自理活动和不必要的操作。

（2）促进有效通气

指导患者深呼吸及呼吸体操的运动，如压腹呼吸等。

（3）营养支持

鼓励清醒患者进食，给予高蛋白质、高脂肪、糖类、多维生素、纤维素丰富的饮食，不能进食者给予鼻饲营养，成年人每日补充液体 2500~3000ml，每次鼻饲前应吸净痰液，抬高床头 45°或半坐位，抽吸胃液观察消化情况，未消化者暂不喂食；每次入量 200~250ml，进食半小时内尽量不要吸痰，以免食物反流，造成吸入性肺炎。

（4）口腔护理

应用生理盐水、呋喃西林溶液、碳酸氢钠等进行口腔护理，每日 3~4 次；应注意观察口腔有无真菌感染、黏膜溃疡等，并给予相应处理。

（5）皮肤护理

应定时翻身，密切观察皮肤的颜色、湿度、温度等，受压处定时局部按摩，睡气垫床促进血液循环。

3. 心理护理

ARDS 患者因呼吸困难、预感病情危重、可能危及生命，常有紧张、焦虑、恐惧等情绪，且 ARDS 患者的病死率较高，因此医护人员应多关心患者的心理状况，注意心理情绪的变化，积极与患者沟通，了解其心理需求，提供必需的帮助，做好健康宣教工作，缓解疾病给患者带来的压力，指导患者放松、分散注意力，减轻症状，提高生存质量，延长生存时间。

【健康教育】

1. 疾病知识指导

向患者及家属讲解疾病的发生、发展与归转。讲解治疗配合的意义。

2. 呼吸功能锻炼

指导患者深呼吸，有效咳嗽、咳痰，指导体位引流，翻身拍背，提高患者的自我护理能力，加速康复，延缓肺功能恶化。

3. 给予用药指导

告知患者药物使用的方法、剂量、注意事项，药物的作用和不良反应的观察。

4. 进行家庭氧疗

指导患者进行家庭氧疗，并讲解其注意事项，吸氧浓度不宜太高，高浓度吸氧时间不能超过 48~72 小时。

5. 适当地活动

病情好转后给予适当的活动，制订合理的活动计划，如床上手足运动-坐-站-呼吸体操-步行。

6. 增强体质，避免诱发因素

（1）避免劳累、情绪激动等不良因素的刺激。

（2）尽量少去人员密集的地方，避免接触呼吸道感染的患者，减少感染的机会。

（3）指导安排合理的饮食，加强营养，达到改善体质的目的。

（4）戒烟，避免吸入刺激性气体和有毒气体。

（5）鼓励患者积极进行耐寒锻炼和呼吸功能的锻炼，如冷水洗脸可以提高呼吸道抗感染的能力。

7. 及早治疗

告知患者若呼吸困难加重，发绀明显应尽早、及时就医治疗。

第十八章　肺毛霉菌病

毛霉菌病是由毛霉目真菌引起的疾病，多属条件致病，致病菌有根霉菌、毛霉菌和犁头菌属等，临床和组织病理相同。可引起的鼻旁窦、眼眶、中枢神经系统、肺、消化道等器官感染。肺毛霉菌病多数呈急剧发展，少数为慢性感染病程。这是一种病死率极高的真菌感染，仅少数表现为慢性感染，故患者较少在生前作出诊断，常于死后尸检发现。

【常见病因与发病机制】

1. 常见病因

毛霉菌是一种条件致病菌，临床上能够诱发毛霉菌病的常见因素有以下几种：①代谢性疾病，糖尿病尤其是酮症酸中毒患者；②使用免疫抑制剂；③长期使用广谱抗菌药物；④胃、十二指肠溃疡；⑤恶性肿瘤；⑥先天或后天性免疫缺陷，以及严重烧伤、创伤、机械通气、各种创伤性诊疗、血液透析等。

2. 发病机制

毛霉菌的发病机制目前认为是免疫力下降及血流中游离铁增多所致。正常人中性粒细胞有杀伤毛霉菌丝作用，但机体防御机制被削弱或被破坏时，病原菌可经呼吸道、皮肤黏膜及肠道等途径感染，毛霉菌释放蛋白水解酶毒素，侵犯血管，引起血管梗死及组织坏死，经血管播散到其他器官、组织。

【临床表现】

肺毛霉菌病临床症状、体征及起病方式多种多样，无特异性，在肺部的表现一般呈暴发性，基本症状为发热、抗生素治疗无效、咳嗽、咳痰及胸痛、咯血及声音嘶哑。此症状一般可持续4～6个月，但大多患者在3～30天死亡。糖尿病患者很少患肺毛霉菌病，但是一旦患病则预后较差。另外，暴发起病的肺毛霉菌病患者容易经血液循环播散，常见的部位有中枢神经系统、胃肠道、脾、肾、心脏和肝，且几乎都是致死性的，患者一般在 2 周内死亡。

【辅助检查】

影像学并无特异性，胸部 X 线片上有时可见纵隔增宽及肺不张，CT 毛霉菌病具有侵袭肺血管的特点，与侵袭性曲霉菌有相似的影像学表现。

主要影像学表现：渗出性阴影，软组织密度结节，肿块影，晕轮征（halo 征），肺实变，空洞形成，胸腔积液，边缘性强化。

如果有毛霉菌病的影像学发现和临床表现，就应进行组织活检，显微镜下发现有右角分支的无间隔菌丝就可确定诊断。这是明确诊断的唯一方法。但是痰液直接涂片、培养及支气管灌洗液培养找到毛霉菌的阳性率都很小。通常通过侵入性检查，如活组织检查、手术病理、尸体解剖在病理组织切片中发现在血管壁内菌丝方可确诊。虽然毛霉菌容易侵犯血管，但血培养很少阳性。

【诊断特征】

以下是毛霉菌病的基本特征，可在诊断时作为参考：

1. 有引起机体抵抗力下降的诱因或原发病。
2. 有发热等相应的临床症状和体征，但无特异性。
3. 常规实验室检查无诊断价值。
4. 目前没有特异的抗原或抗体能确定诊断。
5. 活检或刮片可见大量真菌，而培养并不生长。
6. 菌丝粗大、无或极少分隔，分支角度不规则。
7. 极易侵犯动脉管壁，导致梗死和组织坏死。

毛霉感染只有通过真菌学和病理组织学检查才能确诊。一旦在病灶刮片或培养中找到毛霉菌，或者在组织切片中发现侵入血管壁的菌丝即可确诊。

【治疗原则】

肺毛霉菌病死率高，因此应该及早使用侵入性方法以获取正确诊断，并且立即纠正和控制引起毛霉菌病的病因。如果是糖尿病患者，则应该在确诊肺毛霉菌病之后，首先应积极控制糖尿病，纠正酮症酸中毒和代谢紊乱等基础疾病，尽量避免使用广谱抗菌药物。对于接受免疫功能抑制药治疗特别是糖皮质激素的患者，应把药物减至最小剂量，并加强全身支持治疗。

早期应用抗真菌药物进行全身治疗是提高生存率的关键。目前临床有确切疗效的是两性霉素 B，应迅速增量至 $0.5 \sim 1.5 \text{mg/（kg·d）}$，总量为 $2.5 \sim 3.0 \text{g}$，通常需要与氟胞嘧啶联用，以改善疗效。重症患者可考虑联合治疗，通常为两性霉素 B+氟胞嘧啶。也有联合使用两性霉素+卡泊芬净，可以提高患者的生存率。也可采用伏立康唑、伊曲康唑、氟康唑治疗毛霉菌感染。

【护理评估】

1. 健康史

（1）询问本病的有关病因，如有血液系统疾病、HIV 感染、糖尿病、肺结核、器官移植术后免疫抑制及骨髓干细胞移植术后、广谱抗生素的长期应用等病史。

（2）评估目前病情与一般状况。

2. 身体状况

询问是否有发热、咳嗽、咳痰、胸痛、咯血及声音嘶哑等症状。评估痰液的颜色、性质、量、气味、有无异物等。

3. 心理-社会状况

该疾病发展迅速，病情变化快，疗程长，费用高。评估患者是否有较重的思想负担。安慰患者，使患者积极配合治疗护理，勇于面对疾病，帮助患者树立战胜疾病的信心。

【护理措施】

1. 一般护理

（1）保持病房整洁、安静，要有充分的日照和通风，调节好室内温度和湿度。

（2）保证充分的营养、水分和各种维生素的供给，食物要清淡、可口、易于消化。

（3）预防医院交叉感染，由于患该疾病的患者一般都免疫力低下，常发生多种机会性感染，故应全面细致地观察，及时发现并积极控制感染，延缓疾病的进展。尽量减少不必要的探视，避免新的感染。

2. 发热的护理

定时监测体温，对超过38℃的患者，每日测4次体温，对超过39℃的患者，每日测6次体温。保持病房内空气清新；鼓励患者进食流质食物，并根据医嘱及时给予解热处理，如温水或酒精擦浴、冰袋冷敷，对于持续高热的患者，可考虑使用冰毯机等。

3. 疼痛的护理

向患者告知发生胸痛的原因，及时通知医生进行处理，认真询问患者有无咯血症状，必要时应遵医嘱给予镇痛药镇痛。

4. 咯血的护理

护士应及时观察病情变化，做好应急救治准备。肺型毛霉菌病的病程中，患者易出现因毛霉菌破坏肺组织而导致的大咯血，如抢救不及时，极易出现窒息死亡，故对此类患者除严密监测生命体征变化外，还应严密监测咳嗽、咳痰情况和胸部X线片变化，观察并记录痰液的量、性状、颜色，早期发现病情变化。如出现痰中带血或少量咯血时，须提高警惕，严密观察病情变化，绝对卧床休息，床头备好急救器材（吸痰器、气管切开包、人工呼吸器、心电监护仪等）、药品，以便及时正确处理，提高患者的生存率。

5. 心理护理

该疾病发展迅速，病情变化快，疗程长，费用高，患者和家属思想负担较重。护士应做好心理护理，主动安慰患者，允许患者和家属表达内心的感受，并向患者和家属讲解病情变化和国内外治疗成功病例，使患者积极配合治疗护理，勇于面对疾病，帮助患者树立战胜疾病的信心。

6. 用药护理

在现有的抗真菌药物中，两性霉素B是作用最强、抗菌谱最广的抗真菌药物之一。但因其不良反应严重，限制了在临床中的应用。近年来国外研制开发了两性霉素B脂质体（L2AmB），这种抗真菌药物采用脂质体包被 AmB，既保留了 AmB 的抗真菌活性，又显著减弱了其毒性，在临床得到了广泛的运用。两性霉素 B 的不良反应和护理措施如下：

（1）药物的配制：在配制两性霉素 B 脂质体溶液时，先用无菌注射用水将药物溶解后再加入 5% 葡萄糖注射液中使用避光输液器避光静脉输注。必须用无菌注射用水溶解，否则药物效价降低。切不可将药液与其他药物混合，如通过正在使用的输液管，在给药前用 5% 葡萄糖注射液冲洗输液管，或使用单独的输液管。

（2）药物的滴速：在药物使用过程中，应严格控制输液滴速，防止因药物输注过快而导致患者血压下降。一般初次使用时滴速为每分钟 6~8 滴，使用过程中严密监测血压变化，根据患者血压及生命体征变化调节输液速度，待患者静脉输注药液 1 周后如血压无明显变化，可适当增加速度，但一般不宜超过每分钟 15 滴。

（3）药物不良反应观察：两性霉素 B 为治疗毛霉菌感染的首选药物，其不良反应较为严重，包括有肾毒性、肝毒性、骨髓抑制、恶心、呕吐、腹泻、食欲缺乏、发热、血压下降、心律失常等，故在护理过程中应严密观察药物毒性及不良反应的发生情况。发热反应的预防：患者静脉输注两性霉素 B 后会出现体温升高，可于输注两性霉素前使用抗组胺和皮质类固醇激素来预防，并鼓励患者适当增加饮水量，必要时可给予对症处理。在用药过程中应密切监测患者肾功能情况，准确记录出入液量，测量尿比重；并定期对肝功能、肾功能、血清电解质、血常规、凝血酶原反应时间等进行监测。由于该药对消化系统的不良反应，可将此药改为三餐之后的晚间输入。

（4）保护静脉血管：在患者静脉输注两性霉素 B 过程中，该药对静脉血管破坏较严重。在使用两性霉素 B 过程中护士应注意患者静脉血管的保护，尽可能先从远端小血管逐级向上使用，并尽量避免重复使用同一条静脉血管，避免药液外渗。如发生药液外渗应积极进行处理。如治疗周期较长，病情允许的情况下，应留置中心静脉输入。

【健康教育】

健康教育是提高个人自我管理能力的有效途径，做好患者的健康教育和出院指导是非常重要的。针对患者具体情况进行教育和指导：调整好患者患病后的心态；严格饮食控制；告知患者坚持规律胰岛素治疗，强调不擅自减量或停用，定期门诊复查；教会患者自测血糖及使用诺和笔进行胰岛素注射；教育患者注意预防各种外伤和感染。

第十九章　呼吸系统疾病治疗及护理

第一节　氧气疗法

氧气疗法简称氧疗，是一种通过增加吸入不同的氧浓度（FiO_2），提高肺泡氧分压（PAO_2），加大呼吸膜两侧氧分压差，促进氧弥散，提高动脉血氧分压（PaO_2）和血氧饱和度（SaO_2），用以纠正缺氧的治疗方法。氧疗的最终目的是在心肺做功最小的情况下维持适当的组织氧供。纠正已证实的或被怀疑的低氧血症；减轻慢性缺氧的症状；减少因缺氧导致的心脏负荷的增加，维持 $PaO_2>60mmHg$ 或者 $SaO_2>0.9$，以避免组织缺氧。

【给氧方法及临床应用】

1. 鼻塞或鼻导管吸氧法

是临床上最常用的方法，具有简单、价廉、方便、舒适等特点，多数患者易于接受。鼻塞或鼻导管吸氧主要适合于轻度缺氧的患者。

吸氧浓度（FiO_2）可用公式计算：$FiO_2\% = 21+4\times$给氧流速（L/min），FiO_2 计算结果是粗略的，实际上它还受多种因素影响，如潮气量增加、患者张口呼吸、咳嗽、说话和进食等，均可使 FiO_2 计算值低于实际值。

使用鼻导管吸氧的注意事项：①FiO_2 不恒定；②需经常检查以防堵塞，并保证固定位置恰当；③气流的局部刺激作用易致鼻黏膜干燥、痰液黏稠；④当氧流量大于 7L/min 时，患者多不能耐受；⑤以张口呼吸为主的患者，应将鼻导管置于口腔内。

2. 面罩吸氧法

（1）简单面罩：简单给氧面罩即为供氧管直接与面罩相连。适用于

缺氧严重而无 CO_2 潴留的患者。氧流量 5~6L/min，对应的 FiO_2 约为 40%；氧流量 6~7L/min，对应的 FiO_2 约为 50%；氧流量 7~8L/min，对应的 FiO_2 约为 60%。

简单面罩与鼻导管相比，优点是能提供较好的湿化，疗效不受张口呼吸影响。缺点是氧流量低时呼出气 CO_2 易在面罩内积聚造成重复呼吸，此外面罩可影响患者进食和咳痰。

（2）储氧面罩：在简单面罩上装配一个贮气囊，并且在面罩上及储气囊与面罩接口处分别有单向瓣膜，在呼气或呼吸间歇期间，氧气进入贮气囊，当吸气时由于单向瓣膜的作用主要由贮气囊供氧。

储氧面罩可提供较高的 FiO_2，适合缺氧严重不伴有 CO_2 潴留的患者。氧流量 4~10L/min 时 FiO_2 达 60%~100%。与简单面罩比较，储氧面罩可提供更高的吸入氧浓度。注意事项与简单面罩相似。

（3）文丘里面罩：供氧管与面罩之间由一个带侧孔的狭窄孔道相连接，调整侧孔大小或氧流量就可改变空气与氧混合的比例，进而改变吸入氧浓度。适用于需严格控制的持续低浓度吸氧患者。

文丘里面罩吸入氧浓度不受患者通气量变化的影响，不受张口呼吸的影响。此外，由于高流速的气体不断冲洗面罩内呼出气中的 CO_2，基本上无重复呼吸。使用文丘里面罩需注意的是低 FiO_2 时面罩实际输送的氧浓度与面罩刻度上的预计值仅相差 1%~2%，而高 FiO_2 时，实际氧浓度与预计氧浓度偏差可高达 10%。

3. 氧帐、头罩给氧

其特点为在相对密闭的空间，提供相对恒定的 FiO_2 供患者吸入。一般罩内的氧浓度、湿度和温度均可调节。氧帐或头罩给氧主要用于儿童或重症不合作的患者。其优点是 FiO_2 较恒定，患者较舒适，缺点是耗氧量大、设备复杂及高额费用。

4. 机械通气给氧法

利用呼吸机上的供氧装置进行氧疗。可根据病情需要精确调节供氧浓度（21%~100%）。主要适用于严重的呼吸衰竭、自主呼吸微弱和呼吸停止时。

5. 高压氧

高于一个标准大气压下吸纯氧就叫做高压氧疗。主要适用于失血性贫血、CO 中毒、急性氰化物中毒、急性气体栓塞、气性坏疽等。

【适应证】

氧气疗法用于各种原因引起的低氧血症，如通气障碍、通气/血流比例失调、气体弥散障碍、动静脉分流等引起的低氧血症。对急性缺氧者，$PaO_2<60mmHg$ 是氧气疗法指征；慢性缺氧者，$PaO_2<55mmHg$ 为长期氧气疗法指征。

【禁忌证】

当患者有氧疗的适应证时，就没有绝对禁忌证。

相对禁忌证主要是高氧浓度引起的氧毒性。PaO_2 和暴露时间两个因素决定氧毒性。通常 PaO_2 越高、暴露时间越长，氧毒性就越容易出现。氧疗的目的是利用最低的吸入氧浓度以保证适当的组织氧合。一般地，如果可能，患者吸入纯氧的时间应<24 小时，70%的氧浓度<2 天，50%的氧浓度<5 天。

其他的相对禁忌证包括吸收性肺膨胀不全，COPD 急性加重的患者吸入高浓度氧导致通气抑制，早产儿接受高浓度的氧疗导致早产儿视网膜病和支气管肺发育不良，百草枯和博来霉素中毒或吸入酸性气体患者给予较高浓度氧疗会加重肺损伤，没有并发症的急性心肌梗死（AMI）患者给予高浓度氧疗可能会激发更大面积的坏死，增加死亡风险。

【治疗前准备】

1. 患者告知	2. 患者准备
向患者解释安全用氧目的及注意事项，以取得患者配合。	①协助患者取舒适卧位。②用手电筒检查患者鼻腔，用湿棉签清洁两侧鼻孔。

3. 物品准备	
吸氧导管、生理盐水、污物缸、无菌棉签、弯盘、胶布、氧气表、湿化瓶、蒸馏水。	

【治疗配合】

1. 评估患者病情、呼吸状态、缺氧程度、鼻腔情况。

2. 告知患者安全用氧目的及注意事项，强调不能自行调节氧流量，做好四防，即防震、防火、防热、防油。

3. 遵医嘱，选择合适的氧疗方法。

4. 遵医嘱根据病情调节合适的氧流量。

5. 检查氧气导管有无扭曲、阻塞、氧气装置有无漏气、氧气流量浮标是否到位准确。每日更换湿化瓶及湿化液，防止院内交叉感染。

6. 使用氧气时，应先调节氧流量后应用。停用氧气时，应先拔出导管或面罩，再关闭氧气开关。

7. 密切观察患者氧气治疗的效果，发现异常及时报告医师处理。

8. 严格遵守操作规程，注意用氧安全。

【护理评估】

1. 健康史

评估导致低氧血症的原发病；评估患者原发病的严重程度、致病因素、导致低氧血症的原因和氧疗的价值。

2. 身体状况

评估患者动脉血氧分压（PaO_2）水平、对低氧血症的耐受程度、低氧血症损伤的严重程度和发展趋势。

3. 心理-社会状况

氧疗患者易出现恐惧、紧张、焦虑、急躁、怀疑和孤独等心理问题，应对其进行心理护理，提高其治疗依从性优良率，缓解其心理压力。

【护理措施】

1. 氧疗效果监测

（1）监测生命体征尤其是呼吸频率，脉氧饱和度，PaO_2、$PaCO_2$ 的变化。血气分析是否准确，取决于标本的采集和送检过程。动脉采血后的标本要立即用橡皮塞封闭，防止针尖处的气体交换，且抽血过程也要尽量避免气泡进入注射器。如注射器内存有气泡应尽早排出，一般在 PaO_2 在 20.0kPa（150mmHg）以下时的微小气泡对所测定的 PaO_2 值并无影响，对 pH、$PaCO_2$ 值也无何干预，血标本在室温的环境下，由于白细胞的代谢作用，可使 PaO_2 降低，$PaCO_2$ 升高，尤其在感染、白血病等白细胞增加的情况下，PaO_2 降低的速度增加，血标本应储存在冰水或冰箱中，低温可抑制白细胞的代谢率。但如血标本发生冻结，可引起溶血而影响测定结果。血标本采取后，应记录采血时间、患者体温、吸氧条件，潮气量及呼吸频率、形式等，作为参照指标，以便于正确的临床分析。不考虑吸入氧条件而做的血气分析诊断是没有意义的。

（2）观察患者有无缺氧的相关症状和严重程度。及时向医生反映氧疗无效的情况，并复查动脉血气，遵医嘱调整治疗方案。

（3）观察氧疗的效果和不良反应。遵医嘱更换氧输送装置、调整吸氧浓度，根据氧输送装置的特点和患者特点选择合适的型号和舒适的佩戴方式。

（4）加强健康教育，提高患者和家属的理解与配合程度，教育患者和家属正确使用吸氧装置，避免患者不按要求佩戴氧输送装置、患者或家属自行调节吸氧浓度、自行停止氧疗、拒绝氧疗等。

（5）每日检查氧疗系统，出现问题及时调整、更换或修理相关装置。

（6）准备必要的抢救药物和设备，在病情突然变化和严重的低氧血症时能及时给予抢救，必要时行气管插管和机械通气。

2. 氧疗不良反应的预防

（1）根据原发病和严重程度的不同给予合理的吸氧浓度，避免氧中毒或加重肺损伤。

（2）更换合适型号的氧输送装置，调整氧输送装置使患者佩戴舒适。

（3）给予合理的氧气湿化，避免出现上呼吸道干燥、痰液黏稠度增加排痰困难。

（4）加强健康教育提高患者和家属的理解与配合程度，教育患者和家属正确使用吸氧装置，避免患者或家属自行调节吸氧浓度，避免发生火灾、爆炸等安全事故。

（5）密切观察可能出现的不良反应并及时报告医生处理，准备必要的抢救药物和设备。

【健康教育】

1. 重视患者和家属的健康知识教育，根据患者的情况对其进行有的放矢的用氧知识宣教，纠正患者和家属不正确的认识，使他们了解氧气物理性质、供氧装置、使用方法、注意事项、遇到问题如何处理等。加强氧疗的科普教育自始至终贯穿于整个氧疗护理全过程。

2. 氧疗属于一种药物治疗，一些人低估了氧气治疗低氧血症的能力，也不了解给氧不当可致死亡。护士要熟知吸氧的目的、方法和治疗目标，应教会患者和家属如何接受正确、安全、舒适的氧疗。

3. 强化患者和家属的安全用氧意识，氧气本身不会燃烧，但它是助燃气体，使用时注意防热、防火、防油、防震，严禁在病区内吸烟。使用氧气瓶时，随时查看氧气的压力，压力小于 5MPa 时应换瓶，以免充气时发生危险。

【不良反应】

1. 氧中毒

一般认为 $FiO_2>60\%$，持续 24 小时以上，则可能发生氧中毒，主要表现为胸骨后紧闷、胸痛，而后渐进性呼吸困难。为防止氧中毒：①在改善组织缺氧的前提下，逐步降低 FiO_2；②尽早行经鼻或口鼻面罩呼气末正压通气（PEEP）或 BiPAP 机械通气；③维持足够的血红蛋白含量，改善循环功能，以促进携氧能力；④在血容量和电解质允许的情况下，应用利尿剂，促进肺间质、肺泡和支气管黏膜水肿消退，改善换气功能。

2. 抑制通气和通气/血流失调加重

使 CO_2 潴留，多见于 II 型呼吸衰竭患者。在保证有效氧合前提下采取低浓度氧疗是预防 CO_2 潴留的关键。

3. 早产儿视网膜病（ROP）

ROP 多发生于 1 个月内婴儿。维持 PaO_2 在 80mmHg 左右是预防 ROP 的最好方法。

4. 吸收性肺膨胀不全

$FiO_2>50\%$ 就有发生吸收性肺膨胀不全的危险，叹气呼吸可减少肺膨胀不全的发生。

【注意事项】

1. 正确选择吸氧浓度

合适的 FiO_2 可以成功地改善低氧血症，又能避免引起 CO_2 潴留和氧中毒等不良作用，通常以 $PaO_2>60\%$ 或 $SaO_2>90\%$ 为标准，在此基础上尽量降低 FiO_2，慢性高碳酸血症性呼吸衰竭或 $SaO_2>90\%$，氧浓度一般不超过 30%，急性高碳酸血症可稍高，但也无需超过 40%，否则需 MV 治疗，单纯低氧血症患者可以选择中等浓度氧气疗法。

2. 注意加温和湿化

呼吸道内保持37℃温度和95%~100%湿度是黏液纤毛系统正常清除功能的必要条件。故吸入氧应通过湿化瓶和必要的加温装置以防止吸入干冷的氧气刺激损伤气道黏膜、痰痂形成和影响纤毛的清道夫功能。

3. 防止污染和导管堵塞

对鼻塞、输氧导管、湿化加温装置，呼吸机管道系统等应经常定时更换和清洗消毒，防止交叉感染。吸氧导管、鼻塞应随时注意检查有无分泌物堵塞，并及时更换。

4. 注意病因治疗

氧疗仅是一种对症疗法，必须同时给予病因治疗，如积极控制感染，舒张支气管，保持呼吸道通畅，清除和对抗有关中毒的毒物，改善心肺和循环功能。

第二节　机械通气

机械通气是在患者自然通气和（或）氧合功能出现障碍时运用器械（主要是通气机）使患者恢复有效通气并改善氧合的方法。机械通气的临床应用主要目的有：改善肺的气体交换；缓解呼吸窘迫；改善压力-容量关系；有利于肺和气道的愈合。

【适应证】

1. 肺部疾病，如 COPD、ARDS、支气管哮喘、间质性肺病、肺炎、肺栓塞等。

2. 脑部炎症、外伤、肿瘤、脑血管意外、药物中毒等所致中枢性呼吸衰竭。

3. 严重的胸部疾病或呼吸肌无力。

4. 胸部外伤或胸部手术后。

5. 心肺复苏。

【禁忌证】

1. 气胸及纵隔气肿未行引流者。

2. 肺大疱。

3. 低血容量性休克未补充血容量者。

4. 严重肺出血。

5. 缺血性心脏病及充血性心力衰竭。

【治疗前准备】

1. 患者告知

操作前向患者详细解释操作的目的及操作过程，取得患者的配合。

2. 患者准备

①建立静脉通路；②评估患者口腔、鼻腔、牙齿、颈部。

3. 物品准备

呼吸机、喉镜、导丝、牙垫、无菌液状石蜡、吸痰管、负压吸引装置、简易呼吸器及面罩、固定带或胶布、麻醉药、口腔护理包、注射器（5ml、10ml、20ml）、湿化用盐水、积水桶等。

4. 选择气管导管并检测气囊

女性经口 7 ~ 8mm（经鼻 6.5 ~ 7mm），男性 7.5 ~ 8.5mm（经鼻 7 ~ 7.5mm）。

【治疗配合】

1. 协助取仰卧位、卸床头档。

2. 传递用物。

3. 监测生命体征及病情变化。

4. 协助吸痰。

5. 协助气囊充气，固定气管导管并记录外露长度。

6. 连接呼吸机。

【护理评估】

1. 健康史

评估患者是否有既往呼吸系统疾病史，是否有导致急性呼吸衰竭的因素。

2. 身体状况

做好与患者的沟通应用非语言沟通方式，使用快捷的传递信号方式，耐心地注视患者表现，在做治疗护理时态度要认真，操作轻柔，动作敏捷，为患者创造宽松的治疗环境，主动了解患者的自觉症状，性格特征、生活习惯，营造符合患者个性，贴近生活的监护环境。

3. 心理-社会状况

护士应主动亲近患者，做好其心理护理，用疏导劝慰法使患者放松心情，解除其恐惧心理，保持最佳的心理状态配合治疗，以增加患者的安全感和自信心。

【护理诊断】

并发症：通气过度和通气不足、低血压、气压伤（气胸、纵隔气肿）、感染、消化道并发症、腹部胀气、营养不良和呼吸机依赖等。

【机械通气的常规护理措施】

1. 患者的观察和护理

（1）一般生命体征的监护

注意患者的体温、脉搏、呼吸、血压、皮肤、神志变化及尿量等。观察要仔细，并认真详细准确地记录。

（2）胸部体征

双侧胸廓运动和呼吸音是否对称，强弱是否相等。否则提示气管插管进入一侧气管或有肺不张、气胸等情况。

（3）呼吸频率、节律、潮气量、每分钟通气量的监测

注意观察自主呼吸的频率、节律与呼吸机是否同步。

（4）血气检测

根据其结果及时调整呼吸机的参数。

2. 呼吸机的监测

密切观察机械的正常运转和各项指标。注意呼吸机的报警，如有报警，应迅速查明原因，给予及时排除，否则会危及患者的生命。如故障不能立即排除，首先取下呼吸机，如患者无自主呼吸，应使用简易人工呼吸器维持通气和给氧，保证患者安全。

（1）检查机械故障的一般规律

①按照报警器提示的问题进行检查；②如无报警，先查电源，注意稳压器有无保护和故障；③查气源，注意中心供氧压力或氧气瓶压力，并注意空气压缩泵电源是否接紧；④观察各种参数有无变化，分析发生原因；⑤查看各项连接部分是否衔接紧密，尤其是机械与插管、套管的连接处是否漏气，管道是否打折、扭曲；⑥及时排除积水，注意呼吸机管道的水平面应低于患者的呼吸道。

（2）检查气囊是否有故障

①听：有无漏气声；看：口鼻有无气体漏出；②试：气囊放气量与充气量是否相等；③查：套管位置有无改变致漏气。

（3）气道压力的观察

①呼气峰压增高的因素：呼吸道分泌物多且黏稠；患者气管痉挛，或有病情变化；气道异物堵塞或是有套囊脱落堵塞气管插管；呼吸机送气管道折叠或被压于患者身下；呼吸机送气管道内的水逆流入呼吸道，发生呛咳；人工设置的气道压力报警上限太低；②气道压力降低的因素：各部位管道衔接不紧密；湿化罐盖未拧紧；气囊漏气或充气不足等。

（4）通气量的监测

通气量：潮气量×呼吸频率，所以通气量受这两个因素的影响。通气量发生报警，一定要查明原因，及时进行处理，不能擅自消除报警或置之不理。

（5）氧浓度的监测

一般轻、中度低氧血症给予30%~40%的氧。重度低氧血症给予50%~60%的氧。吸氧浓度>50%时，时间不宜过长，一般不超过2~3天，以免发生氧中毒。在进行吸痰操作前后，可给予1~2分钟100%氧，以防低氧血症。

【人工气道的护理措施】

1. 导管的固定

（1）确定导管的位置

气管插管后应摄胸部 X 线片，确保其在正确的位置。经口插管从门齿距隆突（22±2）cm，经鼻插管深度（27±2）cm（距外鼻孔）。插管向上移位易导致声带损伤，意外脱管或通气障碍。插管向下移位导致单肺通气。

（2）气管切开套管固定

准备两根寸带，一长一短分别系于套管两侧，打死结，松紧程度以活动一个手指为宜。

（3）经口气管插管固定

采用胶布交叉固定，分泌物浸湿胶布随时更换，注意口腔护理，预防肺部感染。

（4）经鼻气管插管固定

同样胶布固定，随时更换潮湿污染胶布。

2. 气囊的护理

（1）气囊的作用

①造成插管外气管封闭状态，实施机械通气的必要条件；②固定插管位置；③防止口腔及上呼吸道内分泌物进入气道。

（2）气囊放气

定时排空气囊，对防止黏膜压力性损伤有一定效果。临床上可采取不定时排空气囊，2~4 次/日。

（3）松气囊吸痰方法

①先进行气管内吸引；②再吸口咽腔内，做咽深部及气囊上部吸引；③需 2 人配合，一人先将吸痰管插入导管内，做好吸痰准备，另一人此刻快速抽空气囊，立即同时吸痰。

3. 气道湿化

鼻腔、呼吸道黏膜对吸入气体有加温和加湿的作用，建立人工气道后，失去了呼吸道黏膜屏障作用，吸入大量湿化不足的气体，易引起气道黏膜损伤。

（1）液体入量

保证足够的入量，液体入量 2500~3000ml。

（2）使用湿化器

室内可用湿化器。

（3）湿化液的滴入

气道内可持续滴入湿化液，气切套管口应覆盖无菌的盐水纱布，可使用微量泵及注射泵来控制速度，每分钟 0.2ml 速度，24 小时可用 250~300ml，适用于脱离呼吸机患者。

（4）气道冲洗

吸痰前先抽吸 2~5ml 的湿化液，注入气道内，注意在患者吸气时注入，沿气管套管内壁缓慢注入，去掉针头，以免针头脱落掉入气管内。操作前先给 100% 纯氧 1~2 分钟，以免造成低氧血症。注入冲洗液后，给予翻身，叩背，使冲洗液和黏稠痰液混合震动后再吸出，此操作可间断反复进行，但一次冲洗时间不宜过长。

（5）雾化吸入

（6）湿化液的选择

临床上常用的黏液润滑剂包括两种。一种是稀释及水化剂，它不包含药理成分，有盐水、蒸馏水。另一种是黏液溶解药物，支气管黏膜中的主要成分为黏蛋白，用黏液溶解药物来破坏黏蛋白的化学结构，有氨溴索（沐舒坦）、碳酸氢钠溶液、酶制剂等。

4. 吸痰

吸痰是一项重要无菌护理操作，对保持气道通畅，改善通气都极为重要。

（1）吸痰指征

①呼吸机显示气道压升高；②患者与呼吸机对抗，咳嗽，听诊有啰音；③血氧分压、血氧饱和度下降。

（2）吸痰前或吸痰时供氧。

（3）吸痰遵循的原则

①严格无菌操作，用物 24 小时消毒 1 次；②选择吸痰管外径不能超过气管内径的 1/2，14 号吸痰管外径约为 4.2mm；③吸引前后充分吸氧；④吸痰时间不超过 15 秒，超过时限及时退出，适当吸氧后再次进行，连续吸痰不能超过 3 次；⑤吸痰时密切监测患者心率、血压变化，心率明显加快，心律失常，血压下降等情况立即停止操作，给患者吸氧。

5. 套管紧急情况的拔除

（1）气管套管堵塞，且因分泌物结痂、套管位置不正引起，应立即排空气囊，改变套管位置，吸痰。

（2）套囊漏气，需要更换套管。

（3）套囊脱出，患者出现呼吸困难，呼吸音低下，吸痰管送入困难，此刻需要重新更换套管。

6. 拔管前后的护理

（1）拔管前几日做好有效咳嗽训练。

（2）备好气管插管用物及抢救用物。

（3）彻底吸痰，顺序：气管-口腔-咽部-气囊上。

（4）拔出动作轻柔，快速。

（5）拔管前禁食 2~3 小时，雾化吸入，充分给氧。

（6）密切观察拔管后异常哮鸣音，吸气性呼吸困难，呼吸和心率加快，末梢颜色变化。

（7）保持呼吸道通畅。

（8）根据病情做好第 2 次插管的准备。

（9）对气管切开者，在决定拔管前，先换金属导管或无气囊导管，数天后再更换较小的套管，更换小号导管 24 小时后无不良反应可试堵管。如堵管后呼吸阻力增大，呼吸费力，经吸氧、湿化、吸痰无效时，说明患者暂不具备拔管的条件，应解除堵管。若堵管后 24 小时无不良反应，则可拔除导管。拔管前，先清洁皮肤创口，气管内充分吸痰，拔出导管后再吸引窦道分泌物，伤口肉芽组织多要刮除，以蝶形胶布将伤口拉拢固定，再以无菌纱布覆盖，嘱患者咳嗽时压住伤口，每日换药 1 次，直至愈合。

7. 心理护理

要给患者一个舒适的环境，适宜的光线、温度，要和患者进行沟通，消除他们的恐惧心理，满足他们的要求，使其配合治疗。

8. 生活护理

护理人员不但要做好患者的治疗工作，还要做好基本的生活照顾。

(1) 口腔护理

每日 4 次，预防口腔溃疡或真菌感染，及时清除过多的唾液。

(2) 皮肤护理

协助患者更换体位，保持皮肤清洁，防止发生压疮；对于穿刺部位要加压包扎，防止皮下淤血。

(3) 观察患者的排泄功能是否正常

如有便秘、腹泻、尿少要及时报告医生，腹泻时，要保持肛门周围皮肤的清洁干燥。

(4) 四肢的护理

协助患者的肢体活动，以防形成深静脉血栓。

(5) 角膜的护理

患者眼睛不能闭合时，要涂抹红霉素眼膏或盖凡士林纱布保护角膜。

9. 提供足够的营养支持

插入胃管给予足够的营养，鼻饲营养液的量一次不宜过多，温度要适宜，注入的速度要慢，还要注意营养液补充后的反应。

【健康教育】

机械通气是对急危患者保持呼吸道通畅，所施行的一种特殊治疗。因大多数患者治疗前已处于意识不清，无法进行健康教育，致使患者因语言沟通障碍和机械通气对机体的刺激而出现强烈的情绪反应，直接影响治疗效果和疾病的预后。了解机械通气患者的感受，在工作中注重有针对性的健康教育，对患者的快速康复起到至关重要的作用。

1. 针对机械通气不同阶段施行相应的教育计划

(1) 治疗前健康教育

对意识清醒和非完全意识丧失者，在治疗前讲解机械通气的目的、方法、治疗中的配合、治疗后交流方式。让患者做到心中有数，因为机械通气患者大多处于危急状态，讲解要简明扼要，以真诚的态度，亲切的语言给患者以安慰，减轻患者的恐惧感。

（2）治疗中的健康教育

除昏迷患者外，清醒者在治疗时应用镇静剂，但患者仍有部分意识，操作结束后应告知患者已建立人工气道，交代注意事项。

（3）治疗后的健康教育

①清醒患者机械通气期间的语言沟通障碍已越来越受到临床医务工作者的重视；对治疗前昏迷，治疗后逐渐清醒者，及时补充治疗前健康教育内容，并介绍ICU环境、医护人员的工作、探视的时间，以及说明机械通气是一种暂时性协助通气，插管后会有上呼吸道的不适，当拔管后可恢复正常说话，或是鼓励患者树立信心，稳定情绪，以积极心态配合治疗；②介绍机械通气时及吸痰的注意事项；气管滴药时可能造成的不适等，不能自行拔管，让患者知道机械通气是目前维持生命，治疗疾病的重要手段；③对有书写能力者，主要以文字方式表达意愿，准备一块写字板让患者书写，对失去书写能力者，由护士指示，患者认允，或者护士用语言或者动作进行表达，护士尽可能满足其要求，让患者能安心治疗。

2. 因人而异地实施健康教育

（1）针对性进行健康教育指导

针对患者的文化程度以及意识状态，接受程度和对机械通气的反应进行教育。如老年人反应慢、理解力下降，应耐心反复讲解，使其明白和强化教育内容，对学历高的人教育内容可以深入一些，如呼吸生理等，也可让家属在探视时，给予多鼓励及安慰。

因为ICU的特殊环境，使接受重症监护的患者处于仪器包围中，往往产生比较强烈的生理和心理效应，导致病情加重，延长治疗时间。护士应对不同个体，不同时期做出相对的健康教育，给予指导。能够有效地减轻ICU环境对心理反应的不良影响，从而使患者主动配合治疗和护理，能有效地缩短插管时间、监护时间。

（2）撤离呼吸机时的健康教育

长期接受机械通气的患者，因已习惯于呼吸机辅助呼吸并对自身呼吸能力有疑虑，担心撤机后会出现呼吸困难甚至窒息死亡，因而产生对机械通气的依赖心理。在开始撤机前应向患者说明其病情已明显好转，初步具备了自主呼吸的能力和撤机的必要性，教会患者自主呼吸锻炼的技巧，讲解所拟采取的撤离呼吸机步骤和撤离呼吸机中患者可能有的感觉（轻度气促等），使患者对撤离呼吸机过程在思想上有所准备，建立恢复自主呼吸的信心，取得患者的配合。

第三节　雾化吸入疗法

雾化吸入治疗法是临床上经常采用的一种治疗手段，因药物可直接到达病灶局部，不仅可以稀释痰液，还可以解除支气管痉挛及改善通气功能，与其他治疗手段相比具有用药量少、见效快、副作用少等优点，是治疗呼吸系统疾病的一种有效手段。

目前临床上常用的雾化吸入方式可以分为三大类：①超声雾化吸入；②由气体驱动的雾化吸入方式，包括以氧气为驱动压的雾化吸入方式和以压缩空气为驱动压的射流吸入方式；③便携式吸入剂，包括定量吸入器和干粉吸入器（DPI）。超声雾化吸入器是利用超声波声能，透过雾化罐底部的透声膜，作用于罐内的液体，形成雾滴喷出。超声雾化产生的雾滴分子大，雾滴分子直径在 $5\mu m$ 以上，药物吸入后大部分仅沉积于上呼吸道，下呼吸道药物沉积少，不能有效治疗小气道疾病，目前已较少使用。

【定量吸入器（MDI）】

通过抛射剂定量活瓣喷射药物，常用的抛射剂为氟利昂，由手压驱动。其喷射初速度约为 $30m/s$。

1. 吸入方法

正确掌握定量吸入器（MDI）的吸入方法对保证疗效非常关键，方法：①摘下喷嘴盖，轻摇吸入器；②深呼气，然后手持气雾剂直立，嘴唇合拢，咬住喷嘴；③按下吸入器顶部将药雾喷出，同时做深而慢的吸气；④屏气约10秒；⑤移开喷嘴，缓慢呼气。

2. 优点

①便于携带，随时可用；②相对廉价；③不必消毒，无继发感染的问题。

3. 缺点	4. 常见错误
①药物在口咽部沉积量较大；②患者难以正确和协调完成吸气和喷药动作；③常用的抛射剂为氟利昂，应用氟利昂可破坏大气臭氧层。	①没有充分摇匀药物；颠倒喷嘴（向上）；②喷药前未深呼气；吸气太快；③吸后未屏气；④吸入激素后不漱口。

【单剂量干粉吸入器】

单剂量干粉吸器仅含有单剂量的药物，每次吸入前将内盛干粉的胶囊装入吸入器，旋转吸入器刺破胶囊后，患者深吸气带动吸入器的螺旋桨叶片，搅动药粉随气流吸入气道。优点是装置结构简单，易于维护，给药剂量准确可靠，特别适合性质不稳定药物的给药。缺点是每次吸入前均需临时装入。

【多剂量干粉吸入器】

根据其储药方式的不同可分为泡囊型和贮存型。

1. 泡囊型 DPI

（1）使用方法

1）用左手握住外壳，右手的大拇指放在拇指柄上，向外推动拇指柄直至完全打开，暴露吸嘴。

2）准纳器的吸嘴对着自己，向外推滑动杆，直至发出"咔哒"声，表明准纳器已做好吸药的准备。

3）先深呼气，然后将吸嘴放入口中，从准纳器用力深深地吸入药物。

4）将准纳器从口中取出，屏气约10秒，关闭准纳器。

（2）优点

①在使用时不需要吸气与给药的同步协调；②每个剂量都预先装在

药囊中，剂量准确；③不同吸气流速下输出剂量稳定性好；④药物用铝箔塑封包装，防潮性能好。

（3）缺点	（4）常见错误
吸气流速要求仍比 MDI 高，不适合 4 岁以下儿童及严重哮喘发作者。	①吸气前未做深呼气；②未将滑动杆推到底；③吸后未屏气；④吸入激素后未漱口。

2. 贮存型 DPI

（1）使用方法

1）旋松并取下瓶盖。

2）直立药瓶，一手握住中间，一手握住药瓶底部，向某一方向旋转，当听到"咔哒"一声时，表明一次剂量的药已装好。

3）先深呼气，用双唇包住吸嘴，用力且深长地吸气。

4）屏气 10 秒，缓慢呼气。

（2）优点	（3）缺点
①在使用时不需要吸气与给药的同步协调，易于患者使用和掌握；②吸入装置结构相对简单，造价较低。	①吸气流速要求较高，不适合 6 岁以下儿童及严重哮喘发作者；②剂量定量不够准确。

（4）常见错误

①未将底部旋转到出现"咔哒"声；②吸气前未做深呼气；③吸后未屏气；④对着吸嘴呼气，易使药粉潮解；⑤吸入激素后未漱口。

【空气压缩泵雾化吸入治疗】

借助一台带低压泵并以空气为动力的射流装置，通过毛细管喷射将药液雾化为可吸入微粒，雾粒直径在 $5\mu m$ 以下，而且有气体作动力，不需要患者用力吸气，呼出气从侧孔排出，避免在雾化吸入管道内重复呼吸。

与以氧气作驱动压的吸入装置对比，空气压缩泵避免了在吸入治疗时高浓度的吸氧造成的 CO_2 潴留，更适用于 AECOPD 患者。

【氧驱动雾化吸入治疗】

利用氧气雾化面罩内高速喷射的氧流造成的负压将雾化液撞击成微小颗粒，随氧气一起吸入肺部。

优点是雾量大小可以自行调节，氧气雾化面罩为一次性用品，不存在交叉感染的问题；雾化吸入同时还可以迅速提高血氧饱和度，改善通气不足和缺氧症状。缺点是时间不能预先设定；由于是面罩吸入，严重阻塞性呼吸困难者可感觉呼吸困难加重，憋气加重；对于慢性阻塞性肺疾病存在 CO_2 潴留的患者，可能会加重患者的 CO_2 潴留。

【雾化吸入治疗的注意事项】

雾化吸入治疗使用简单，但治疗时也应注意如下事项：

1. 治疗最好选择在饭前进行，以防吸入药物引起恶心、呕吐，吸入前应先清除口、鼻、咽部分泌物并保持呼吸道通畅。

2. 雾化吸入时尽可能选择坐位，该体位使膈肌下移，并可以借助重力作用使雾滴深入到细支气管、肺泡。

3. 采用压缩空气或氧气驱动雾化吸入时间一般以不超过 20 分钟为宜，长时间雾化吸入可加重支气管水肿，使通气功能更差，导致心肌缺血缺氧。

4. 对处方 MDI 或 DPI 患者，应仔细讲解使用方法。

5. 在吸入治疗过程中，应密切观察患者的反应、SaO_2 及病情变化，如出现频繁恶心、咳嗽、痰液增多、胸闷、气短，甚至呼吸困难等不适时，应暂停吸入治疗，并查找原因，对症处理。

6. 吸入激素的主要副作用是口腔、咽喉的局部副作用，例如声音嘶哑、继发真菌感染等，所以在每次雾化吸入激素后要及时漱口。

第二十章　呼吸科常用诊疗技术及护理

第一节　纤维支气管镜检查术

纤维支气管镜检查是利用光学纤维内镜对气管、支气管管腔进行的检查。纤维支气管镜可经口腔、鼻腔、气管导管或气管切开套管插入段、亚段支气管，甚至更细的支气管，可在直视下行活检或刷检、钳取异物、吸引或清除阻塞物，并可做支气管肺泡灌洗，行细胞学或液体成分的分析。另外，利用支气管镜可注入药物，或切除气管内腔的良性肿瘤等。纤维支气管镜检查已成为支气管、肺和胸腔疾病诊断及治疗不可缺少的手段。

分项	内　　容
目　　的	1. 主要用于检查气管、支气管及肺疾病，在病变部位采集组织标本、痰培养或拍摄照片
	2. 用于治疗某些疾病，如气管异物的取出、扩张喉以下的瘢痕或狭窄、局部喷药等
适应证	1. 胸部 X 线阴影，需要进一步明确病变性质
	2. 原因不明的咳嗽，经正规抗生素治疗不能缓解者
	3. 咯血或痰中带血，需明确病因和出血部位者
	4. 原因不明的喉返神经或膈神经麻痹
	5. 气管-食管瘘
	6. 痰中找到癌细胞，而胸片阴性需进一步寻找原因
	7. 收集下呼吸道分泌物做细菌学检查
	8. 弥漫性肺部疾患或同一部位反复发作的肺炎需要确诊者
	9. 观察疗效及损伤情况，如肺癌放化疗术后或长期气管内置管
	10. 气管、支气管的相关治疗
禁忌证	1. 严重的心肺功能不全者，如严重的高血压病或心律失常、呼吸衰竭等

分项	内　容
	2. 严重的肝肾功能不全，全身情况极度衰竭者
	3. 主动脉瘤有破裂危险者
	4. 出凝血机制严重障碍者
	5. 颈椎畸形，纤维支气管镜不能插入者
	6. 对麻醉药过敏，又不能用其他药物代替者
	7. 两周内有支气管哮喘大发作或大咯血的患者是相对禁忌证
操作前准备	1. 患者准备：向患者及家属说明检查目的、操作过程及有关配合注意事项，以消除紧张情绪，取得合作。纤维支气管镜检查是有创性操作，术前患者应签署知情同意书。患者术前 4 小时禁食禁水，以防误吸。患者若有活动性义齿应事先取出
	2. 术前用药：评估患者对消毒剂、局麻药或术前用药是否过敏，防止发生过敏反应。术前半小时遵医嘱给予阿托品 0.5mg 或地西泮 10mg 肌注，以减少呼吸道分泌物或镇静
	3. 物品准备：备好吸引器和复苏设备，以防术中出现喉痉挛和呼吸窘迫，或因麻醉药物的作用抑制患者的咳嗽和呕吐反射，使分泌物不易咳出
操作前护理	1. 心理疏导：对患者和家属给予安慰及鼓励，向其介绍纤维支气管镜检查术的目的、方法及安全性，使其消除顾虑，减轻心理压力，积极配合治疗。术前签署手术知情同意书
	2. 协助患者完成胸部 X 线或 CT 检查，并常规行心电图、肝肾功能以及凝血功能检查
	3. 物资准备：准备必要的吸引器、复苏抢救设备和药物
	4. 术前 4 小时，患者禁饮禁食。有活动性义齿者应取出
	5. 遵医嘱常规用 2% 利多卡因 7~8ml 雾化吸入，对咽、喉、气管和支气管进行局部麻醉。必要时肌内注射阿托品 0.5mg
	6. 对相对禁忌者如有镜检必要，必须在心电监护和吸氧状态下进行
操作中护理	1. 患者取仰卧位，不能平卧者也可选坐位或半坐位
	2. 协助医生经鼻/口/气管插管/气管切开处插入纤维支气管镜，告知患者纤维支气管镜进入声门时会有恶心、咳嗽、气憋感觉，属正常反应，应精神放松、张口呼吸，不能抬头或摇头
	3. 保持呼吸道通畅，及时清除口腔分泌物
	4. 根据需要协助负压吸引、活检、灌洗、治疗等，必要时遵医嘱经导管注入 2ml 1:1000 肾上腺或立止血等

续　表

分项	内　　容
	5. 严密观察病情变化，注意神志、呼吸频率，患者有无发绀、出汗以及呼吸、心跳停止等意外情况，有异常立即报告医生，停止操作并及时抢救
操作后护理	1. 密切观察患者有无咯血和呼吸困难情况，痰中带血不必担心，咯鲜血应及时通知医生，并防止窒息发生。如发生气胸，应及时处理
	2. 为减轻咽喉部或胸部疼痛不适以及声音嘶哑，告知患者尽量少说话
	3. 必要时氧疗，使血氧饱和度维持在正常范围
	4. 促进排痰，保持呼吸道通畅
	5. 术后 2~3 小时内禁饮禁食。麻醉消失后进食前先喝温开水，如无呛咳再进软食或普食
	6. 遵医嘱抗感染治疗
护理诊断	1. 焦虑/恐惧：与患者缺乏对纤支镜检查术的了解有关
	2. 舒适的改变-疼痛：与纤支镜通过咽喉部造成的损伤有关
	3. 潜在的并发症：声音嘶哑、出血、气胸、误吸以及感染等
并 发 症 及护　理	1. 喉头水肿及支气管痉挛：镜子通过上气道、声门进入气管时，如鼻腔出血，应用麻黄碱滴鼻止血；有时可能出现喉头水肿、支气管痉挛，通常与患者准备或麻醉不充分、动作粗暴刺激局部有关。原有哮喘或喘息性慢性支气管炎者更容易发生。表现为憋气、呼吸困难、发绀、喉内发出响声，因此而死亡者偶有发生。这种现象往往是一过性的，在痉挛发生时应暂停检查。同时消除患者紧张情绪，嘱其放松，并充分麻醉好气道，必要时吸氧，肌内注射阿托品等处理
	2. 出血：是最常见的并发症之一，一般为活检或刷检后出血，发生率 0.43%，术前应评价凝血功能，尿毒症患者尿素氮（BUN）> 300mg/L 或肌酐>30mg/L 时应禁止活检。一般出血量少，不必特殊处理，1~3 天可自行停止，局部应用 0.01%肾上腺素即可，亦可加用巴曲酶（立止血）、凝血酶，大量出血，除局部止血药外可静脉注射或肌内注射垂体后叶素，或局部球囊压迫止血
	3. 气胸：气胸主要见于活检，特别是经支气管镜肺活检的患者，发生率为 0.4%~4%，气胸发生主要与基础疾病，活检部位有关，与活检钳的型号大小无关。肺活检后 4~6 小时复查胸透或胸片，气胸量>20%时应穿刺抽气或插管闭式引流

续　表

分项	内　容

4. 发热或感染：0.03%～13%的患者在检查后出现发热，与机体应激、感染和组织创伤有关，发热多在24小时内消失。一般认为对高龄或肺部有明显的慢性阻塞性疾病的患者，检查后发热、感染的机会多于他人。也有个别患者在气管镜检查后发生肺炎和危及生命的败血症，因此术后常规应用抗菌药物治疗有利于预防感染

5. 心律失常：心律失常的发生率为24%～86%，受检者心律失常的发生，除了与支气管镜操作过程中的刺激有关外，机体的低氧也是心律失常发生的重要原因。心律失常主要有窦性心动过速、期前收缩、室性心动过速，偶见心搏骤停。对窦性心动过速或偶有期前收缩不必处理，若有 T 波改变者可吸氧。有严重心脏病，尤其心功能不全或严重心律失常者不宜行纤维支气管镜检查。所以检查前常规行心电图检查。对有轻度心脏病，或 60 岁以上的患者做检查时应在心电监护下进行

6. 缺氧：支气管镜检查时，气道气流受阻，动脉血氧分压下降十分常见，对静息状态下动脉血氧分压低于 60mmHg（8.0kPa）的患者进行气管镜检查，有一定的危险性，故对原来已有缺氧者应在吸氧条件下实行检查。60 岁以下的患者检查后氧分压均下降 6mmHg，抽吸时 PaO_2 下降可达 15～20mmHg；60 岁以上的患者检查后 PaO_2 平均下降 10mmHg；$PaO_2<70$mmHg 时术前、术中应给氧，检查宜慎重，$PaO_2<60$mmHg 术前术中应高流量给氧、并尽可能缩短操作时间

7. 麻醉药过敏：良好的麻醉是检查得以顺利进行的基本条件，可减轻咳嗽，减少喉、支气管痉挛的发生。应用 1%丁卡因和 2%盐酸利多卡因黏膜表面麻醉，虽过敏反应发生率低，但偶有发生。轻则胸闷、恶心、呕吐或皮疹；重则出现抽搐、呼吸心搏停止

防治方法：①详细询问患者有无麻醉药过敏史；②先喷入极小量以观察有无反应，3 分钟后无过敏反应可常规喷雾；③一旦出现过敏反应，患者应平卧，吸氧，必要时皮下注射肾上腺素；镇静剂也是术前常用药物，但镇静药过量会导致死亡，故镇静剂对严重通气障碍呼吸抑制者不宜使用。一旦发生呼吸抑制可使用呼吸兴奋药、吸氧或人工辅助通气

健康教育	1. 嘱患者尽量少说话，以减轻咽喉部不适
	2. 术后 2～3 小时内禁饮禁食，避免窒息
注意事项	1. 嘱患者术后 2 小时后，咽部麻醉作用消失后方可进食，以免发生误吸

续　表

分项	内　容
	2. 检查后因麻醉药的作用，咽喉部会有不同程度的异物感，1~2小时可自行消失，应尽量避免用力咳嗽，以免引起刷检或活检部位的出血
	3. 检查后患者应留观15~30分钟。主要观察患者有无咯血、声音嘶哑等情况。有出血者，尤其取活检的患者，观察时间不能少于30分钟，并做好相关健康教育，消除紧张情绪。大量出血者对症处理，待病情稳定后，应护送患者回病房或门诊留观室，并与临床医师交代病情

第二节　胸腔穿刺置管术

胸腔积液为结核、恶性肿瘤晚期等疾病常见的并发症，常引起呼吸和循环功能不全，胸腔置管引流胸腔积液并向腔内注药是其治疗的重要措施。

分项	内　容
适应证	1. 大量的胸腔积液或积气，穿刺抽出液体或气体以减轻其对肺或大血管的压迫，改善呼吸或循环障碍
	2. 胸腔积脓时抽出脓液，减轻中毒，防止脓胸的进一步发展，并可对脓液进行检查，如培养及药物敏感试验以指导治疗
	3. 抽出胸腔积液进行化验，明确其性质以协助诊断及鉴别诊断
	4. 通过胸膜腔穿刺向胸膜腔内注入药物（抗菌药物、抗肿瘤药物、粘连剂等）以行局部治疗
禁忌证	1. 有严重出、凝血倾向，血小板明显减少或用肝素、双香豆素等进行抗凝血治疗
	2. 大咯血、严重肺结核及肺气肿等
	3. 穿刺部位有炎症病灶
	4. 对麻醉药过敏

分项	内　　容
操作前准备	1. 患者告知：向患者讲解胸腔置管的目的、方法及必要性，介绍导管的特点。讲解术中患者必须配合的要点 2. 患者准备 （1）消除或减轻患者的紧张情绪和顾虑，引导患者正确对待疾病，以良好的心态配合治疗 （2）穿刺过程中不改变体位，不咳嗽及深呼吸，以免损伤胸壁组织器官 3. 物品准备：深静脉置管1套（内有深静脉穿刺针、金属导丝、硅胶管、皮肤扩张器、肝素帽）、缝合包、灭菌手套、3M敷贴、一次性引流袋、治疗盘1套（碘酊、75%的乙醇、棉签和胶布），并备阿托品、肾上腺素、利多卡因各1支，5ml注射器1个，床边备氧气
操作中护理	1. 向患者介绍置管过程，术中配合，术后可能出现的不适，向患者说明穿刺时避免大声说话和咳嗽，确需咳嗽要示意，以便医师及时将穿刺针退出胸膜腔 2. 协助患者取舒适体位，若取坐位则让患者坐靠背椅，双手置椅背上，头部伏于椅背。若取半坐位，则上身稍转向健侧 3. 注意观察患者生命体征及进针后反应，若出现面色苍白、出冷汗、头晕、胸闷等，应立即通知医师停止进针，并给予平卧位，并予紧急处理 4. 协助医师固定导管并用敷贴固定 5. 导管外端接一次性引流袋
操作后护理	1. 一般护理：患者卧床休息；保持病室清洁、通风；注意保暖，预防感冒。因为引流出大量的胸腔积液的同时会丢失大量的蛋白质，术后应给予患者高蛋白质、高热量、高维生素、清淡易消化饮食，如肉汤、鱼汤、牛奶、鸡蛋等；多食新鲜蔬菜和水果、少食多餐；不能进食者给予静脉输液，必要时给予人血白蛋白、血浆、全血等营养液，以增强体质，促进患者尽快恢复。同时需加强生活护理，保证患者日常生活的正常进行，及时更换污染的床单、被套、衣裤，勤擦澡，使患者干净、舒适 2. 管道应用护理：深静脉导管柔软，组织相容性好，可较长时间保留。所以在保留导管期间导管护理是重要一环。 （1）妥善固定导管，避免滑脱，防止感染。注意导管外部分必须有效固定，将外导管放置呈"S"状弯曲，在圆盘上贴胶带，覆盖一无

续 表

分项	内 容

菌透明敷料贴在导管及穿刺部位，贴膜下缘与圆盘下缘平齐。近穿刺点皮肤再用无菌透明敷料加强固定，末端用胶布固定患者的胸壁上，并用别针将引流管固定患者衣服上，防止引流管在不慎中脱出。无菌透明敷料应在第 1 个 24 小时更换，以后每周更换 1~2 次，发现敷料污染、潮湿脱落或危及导管时及时更换。更换时在严格无菌操作下，用碘伏和乙醇消毒穿刺点周围皮肤，从穿刺点向外做旋转运动，直径为 6~8cm，引流管接一次性引流袋每日更换，引流袋低于穿刺点 60cm 以上，以免引流液逆行进入胸膜腔引起感染

(2) 引流管护理。注意观察穿刺部位有无红肿、渗血、渗液，每 3 天局部穿刺点消毒并更换一次敷贴，如出汗多、局部有渗液、敷料粘贴不牢，应及时消毒并更换敷料。在置管治疗期间交代并叮嘱患者禁止淋浴，以防淋湿敷贴致局部感染及导管脱落。还应密切观察引流液的性质，准确记录引流量。为防止纵隔摆动，首次引流量应<1000ml，控制引流速度，每分钟一般不超过 50ml，以 24 小时不超过 2000ml 为宜。对年龄>70 岁及体质较弱患者引流速度及每日引流量应减少，防止纵隔摆动和复张性肺水肿的发生。如引流液呈鲜红色，及时通知医生。引流袋固定于床边，避免牵拉脱落，患者活动时关闭引流管，引流袋不能高于胸腔穿刺点，防止引流液逆流。引流袋每天更换 1 次，引流管与引流袋之间应完全密闭，以免影响胸膜腔内压力

(3) 对于脓性胸液需定时冲洗并灌注药物时可连接三通管，利用三通效应定时冲洗引流并注入药物进行冲洗。每日更换冲洗皮条及引流袋

(4) 对于气胸患者可用 60ml 注射器抽吸气体，第 1 次抽气量 800ml，能完全吸尽者给予肝素帽封管，4~6 小时再次抽吸。如此反复直至肺完全复张无气体吸出。气体不能抽尽者接负压引流瓶，负压<20cmH_2O。注意抽吸不宜过快，防止复张性肺水肿

(5) 胸腔内注药的护理。对于恶性胸腔积液患者引流后，为长期缓解或治愈胸腔积液，在排出胸液后需经导管向胸腔内注入化疗药物。如用顺铂、5-氟尿嘧啶、健择、白介素-2、香菇多糖等。用生理盐水 20~40ml 稀释，导管常规消毒，缓慢推注药液。注药完毕用稀释的肝素冲管后封管，嘱患者勤变换体位，使药物均匀分布于胸

分项	内　容
	腔内，注药封管 24~36 小时后再开放引流，直至积液消失，若积液减少不明显，可重复给药 1~2 次。护理时要注意及时关闭引流管，帮助患者变换体位，使药物在胸腔内均匀分布，这样可有效杀灭转移灶和胸液中的恶性肿瘤细胞、促进胸腔积液的吸收。更换体位时注意观察患者有无不适反应、能否耐受。胸腔内注入化疗药物后还要时刻倾听患者表述的任何不适感，以便及时采取针对性措施，处理化疗药物的毒性反应。同时注意固定导管，防止脱落

（6）导管堵塞及引流不畅的护理。中心静脉导管管腔细小，用于胸腔闭式引流，最大的缺点是引流不畅、堵塞。胸液黏稠和纤维絮状物堵塞导管是造成引流不畅的主要原因，故定期检查导管是否受压、扭曲，避免导管弯曲成死角而致阻塞是护理观察的重点。防止血凝块、纤维素膜使导管阻塞，每隔 2 小时挤压引流管 1 次，如不通畅，可用生理盐水冲管、尿激酶溶纤或用注射器抽吸通畅引流，若需夹管可用肝素封管，以预防管道堵塞

（7）预防感染。由于化疗药物可引起患者不同程度的骨髓抑制，可出现血象降低，应每周监测血常规。当患者白细胞、血小板低于正常值时，应及时处理，向患者做好解释工作，提高依从性配合治疗。注意保持病室空气流通、新鲜，必要时每日用紫外线照射消毒 1 次，防止交叉感染

护理诊断	1. 气体交换受损：与胸腔大量积液或积气压迫，气体交换面积减少有关 2. 疼痛——胸痛：与胸腔积液、积气，胸膜摩擦、胸腔穿刺等有关 3. 潜在并发症：穿刺部位疼痛、出血，血胸，气胸，脓胸等
健康教育	1. 活动指导：告知患者术后以卧床休息，半卧位为主，勿剧烈活动，更换体位时动作亦慢，尤其是夜间翻身时，防止导管滑脱 2. 呼吸功能训练指导：指导患者进行最有效的呼吸方法，增大通气量，加强膈肌和辅助呼吸的运动，改善脊柱和胸廓活动状态。可采用腹式呼吸（呼吸缓慢、深长，放松所有辅助呼吸肌群），避免上胸廓活动，吸气为主动活动，呼气为被动活动，亦可采用吹气球，改善肺功能，增加肺活量 3. 指导患者掌握有效咳嗽方法，辅以胸部叩击与胸壁震荡，促进肺内

续　表

分项	内　容
	分泌物排出。其理想的体位是坐位，让患者了解咳嗽的机制，即深呼吸，然后关闭声门，引起胸内和腹内压的增高，然后声门开放，腹肌有力地收缩，使气体快速冲出 4. 加强饮食指导：胸腔积液丢失的蛋白质易导致负氮平衡，削弱患者的免疫力，需补充足够的蛋白质及热量。嘱患者进食高蛋白质、高维生素饮食，必要时补充人血白蛋白，增强体质
注意事项	1. 注意观察引流液的性状、颜色，准确记录 24 小时引流量 2. 严格控制引流速度，过多过快都会使胸腔内压力骤降，发生复张后肺水肿或循环衰竭 3. 引流过程中如出现胸痛、呼吸困难、四肢冰冷、血压下降等不适，应立即夹管停止引流，并取平卧位，及时告知医师，待病情好转稳定后再继续引流 4. 注意保持引流管的通畅，防止滑脱、扭曲、折叠。离床活动时，要避免外力牵拉，导致引流管滑脱或负压器脱开，下床活动时负压器不可高于穿刺口，应在穿刺口下 60cm，也可夹闭导管，防止负压器内引流液倒流入胸腔，引起逆行感染

第三节　动脉血气分析

血液气体、酸碱、电解质是构成人体内环境的重要因素。它们相互影响、相互制约，维持机体内环境的稳定。血气分析是临床上常用的一种血液检测方法，用于观察患者内环境的酸碱平衡，能反映机体的呼吸和代谢功能。用于各种疾病、创伤、手术、呼吸衰竭、心肺复苏后等患者的监测。通过动脉血气分析能评价通气功能、评估通气效率、评估缺氧程度、确定缺氧的类型、区别缺氧的原因、评估呼吸衰竭的程度、诊断急性肺损伤和 ARDS，了解体内酸碱平衡及血气变化。

分项	内　容
适应证	符合以下一条或数条指征者提示需行动脉血气分析

分项	内　容
	1. 程序指征：新入住 ICU 正在机械通气的患者；吸氧浓度>0.60，上次动脉血气分析已 3 小时以上。应用：PEEP 或 CPAP>10cmH₂O，上次动脉血气分析已 3 小时以上；患者将拔出气管插管，上次动脉血气分析已 1 小时以上 2. 临床指征 （1）患者存在以下情况：呼吸音消失；呼吸不协调；发绀；出汗；苍白；突然发生呼吸节律不齐；突然意识改变 （2）突然发生呼吸频率改变±20%以上，或呼吸>35 次/分或<5 次/分 （3）突然发生心律改变±30%以上 （4）意外血压改变，收缩压±30%以上 （5）意外心排血量改变±20%以上 （6）颅内压突然增高，持续增高>5mmHg 或绝对值>25mmHg （7）患者原来的动脉血气分析报告或脉氧计显示以下的任何数值：$PaO_2<60mmHg$ 或 $>125mmHg$，$SaO_2<85\%$；$PaCO_2>65mmHg$ 或 $<20mmHg$；pH>7.55 或<7.30 3. 治疗指征：将拔除气管插管或改变通气机参数；改变支气管舒张药或血管活性药物
禁忌证	患者如有凝血功能缺陷，如血友病、血小板减少症和其他凝血因子缺陷（肝功能衰竭等），或接受抗凝血治疗（肝素、华法林、阿司匹林）和溶栓治疗（尿激酶、链激酶等），容易发生穿刺部位的大出血或血肿，应尽可能采用无创性方法测定血气（如脉氧计）
操作前准备	1. 患者告知：向患者解释操作目的，以取得患者配合 2. 患者准备：让患者处于安静、舒适状态，卧床 5 分钟后采血 3. 物品准备：复合碘消毒棉签、无菌棉球、污物罐、一次性动脉采血针
操作中护理	1. 操作前向患者详细解释操作的目的及操作过程，取得患者的配合 2. 拔针后，一定要三指按压 5 分钟，如无出血再松手 3. 将呼叫器交给患者，嘱患者不适及时通知医护人员
操作后护理	1. 心理护理：患者一般对进行静脉穿刺并不陌生，易于接受，但对于动脉穿刺了解少，易产生焦虑恐惧心理，从而影响穿刺效果，护士要耐心地做好心理疏导，详细解释血气分析对疾病诊断治疗的重要性。操作过程中的配合及介绍我科的成功经验，以取得患者的信任，

续　表

分项	内　　容

使之能够有信心地配合治疗

2. 疼痛的护理：耐心向患者解释疼痛的必然性、疼痛的性质及持续时间，指导患者肌肉放松的方法，转移患者的注意力（如交谈等），以取得患者的配合。对于穿刺时患者表现对疼痛的反应（如躁动不配合），护士要表示理解，给予适当安慰、关心，并给予适当保护

3. 局部出血的护理：穿刺前选择好血管，选用搏动好、易穿刺固定的血管。穿刺时争取一针见血，避免反复穿刺。拔针后迅速局部压迫止血，对浅部动脉穿刺时不是垂直进针的，要按进针方向按压；对有凝血功能障碍的患者，要适当延长按压时间，从而避免局部出血；对局部出现血肿的，24 小时内局部冷敷，一般出血少的，数日内即可自然吸收。对出血较多、血肿较大者，一般不能自然吸收，应动态观察，保持局部清洁，防止局部感染，必要时行局部血肿穿刺，抽吸血肿

4. 对可能发生感染的护理：观察局部皮肤颜色，有无红肿并监测体温、血常规情况。对局部出现红肿的，应每天 4~6 次碘伏涂搽，如因局部感染造成的血常规异常，应全身应用抗菌药物治疗，防止菌血症的发生

注意事项

1. 严格无菌操作，采血部位必须严格消毒

2. 采血时，要严密隔绝空气，一旦气泡进入血液标本内，应立即排出，以免影响结果

3. 采血后应立即送检，如不能立即检验，应放置于 0~4℃ 冰箱保存，但最长不超过 2 小时

4. 氧疗患者在采集动脉血标本后，应在检验申请单上注明吸氧浓度

5. 机械通气患者应记录通气模式、氧浓度、呼吸频率、潮气量等参数

6. 在化验单上注明患者的实际体温，实验室测定时校正到患者的实际温度，保证测定结果的准确性

7. 凝血功能异常的患者，采血后应延长压迫穿刺部位时间，以防出血

第四节　经支气管腔内超声检查

经支气管腔内超声（EBUS）是将微型超声探头经支气管镜的操作

通道送入气管－支气管腔，通过对病变部位的超声扫描，获得管壁、管周结构的超声图像，从而提高诊断效率的方法。通过 EBUS，医务人员可以突破气道表面以及管壁的限制，更准确地了解管壁、管周、纵隔的病变情况，从而改善支气管镜的诊断效率。研究表明 EBUS 有助于鉴别管壁内病变的良恶性，可以准确判断早期中央性肺癌的侵犯深度以指导支气管内治疗，显著提高肺癌 N、T 分期的准确性，并改善支气管镜对纵隔、肺周边良恶性病变的诊断效率，是一项值得推广的检查手段。

分项	内　　容
适应证	1. 气管、支气管黏膜下病灶；气管、支气管狭窄；表面黏膜正常而疑有管壁或管外浸润性病变者；周围支气管小结节病灶；纵隔内病变，包括增大淋巴结等的鉴别；纵隔、气管、支气管病变需穿刺定位者；气管、支气管病变治疗后诊断与疗效评估 2. 超声支气管镜是无创伤性的检查方式，一般而言，凡适合于常规支气管镜检查者都适合于腔内超声检查。但由于腔内超声检查费用昂贵，常规支气管镜检查能明确诊断的，通常不主张首选腔内超声
禁忌证	不适合于常规支气管镜检查者均为 EBUS 术的禁忌证；严重的气管狭窄在行腔内超声时可能引起窒息，应该极为慎重
操作前准备	1. 患者告知：应向患者说明检查的目的和意义，术中可能出现的不适等 2. 患者准备：患者术前需禁食 6 小时，禁水 4 小时。EBUS-TBNA 原则上在局部麻醉下进行检查操作即可，为了减轻患者的痛苦，可以使用一些镇静药，如咪达唑仑。使用麻醉药和镇静药时，应该由具有丰富气管镜检查经验的医生来确定实施。检查前半小时，皮下或肌内注射硫酸阿托品 0.5mg，1%丁卡因喷雾充分麻醉咽喉部，2%盐酸利多卡因 4ml 直接气管内吸入以麻醉气道，检查前静脉注射 1~2mg 咪达唑仑，检查中经内镜的钳子管道开口注入利多卡因 2ml。麻醉药和镇静剂的用量，根据患者的年龄、体重等适量增减，并全程心电监护以监测心率、血压、氧饱和度的监测的变化 3. 物品准备 （1）安装水囊：超声波探头与气管壁之间如果有空气存在，将不能得到超声波图像，因此为了使超声波探头与气道接触紧密，需在探头先端部安装 BF-TYPE-UC260F-OL8 专用的天然乳胶制成

续 表

分项	内 容
	的水囊。BF-TYPE-UC260F-OL8 设有灌流口，可以连接三通和注射器，通过水囊管道向水囊注水或从水囊吸水。通常使用20ml 注射器抽取生理盐水或灭菌注射用水 10~15ml，然后将其连接三通和灌流口，术者可以自由变换水囊的大小。首先，检查并确认水囊上没有孔洞、膨胀、变色或其他异常情况，用专用的水囊安装钳妥善安装水囊于先端部的探头上，并用安装钳的一侧将水囊的后圈紧密地嵌入水囊槽中，然后将水囊中注入生理盐水，清除水囊里的气泡，确认水囊中完全没有气泡时用手指将水囊后圈嵌入水囊槽中，并确认水囊是否漏水。安装时应注意力度及深度以防水囊破损。实际检查时以注入生理盐水 0.5ml 左右的水囊充盈程度为宜，水囊过度膨胀将会影响接下来的检查 （2）穿刺针的准备：准备好专用穿刺吸引针和负压吸引注射器。确认穿刺针的先端部闭合并收回到鞘管中，并拧紧鞘调节钮和针调节钮，以防在插入穿刺针时损伤内镜钳子管道。负压吸引注射器每隔 5ml 均设有一个锁定装置，可以在 5~20ml 范围内任意变换负压吸引力，一般将负压吸引注射器设定在 20ml，并预先抽负压。检查电源、插座安装 BF-TYPE-UC260F-OL8 超声内镜，同时检查超声设备连接完好
操作中护理	1. 体位：患者仰卧位，下颌上抬，必要时垫高肩部及静脉麻醉 2. 插入内镜：经口插入内镜，超声内镜图像画质不如普通电子内镜，其插入方向在内镜视角的低端，并且该方向仅提供了 80° 的观察视野，可视区域有限，在水囊未充水时，看不到先端部的超声探头，所以要随时仔细观察内镜图像，并谨慎地插入内镜，否则会导致患者受伤 3. 超声波扫描：常规内镜检查。将内镜探头固定于穿刺部位，充盈水囊，开启超声检查，确定所需穿刺病灶。测量并计算病灶大小，穿刺距离。开启多普勒血流检查，再次确定穿刺目标为病灶组织 4. 安装穿刺针：将穿刺针 CP-EBUS 的钳子管道开口插入内镜，以连接滑扣，固定穿刺针于钳子管道开口的活检连接阀上 5. 穿刺病变并采集标本：将外鞘连同内镜一起轻轻贴紧内镜图像事先决定的穿刺位置（软骨间），将外鞘先端嵌入穿刺点。松开针调节钮固定于挡板处（2cm），在超声图像引导下进行穿刺。这时，因钳

分项	内　容
	子管道开口位于斜上方，外鞘伸出时，针和外鞘会偏向前上方。助手在口垫处协助固定内镜防止穿刺点的偏移。穿刺后用针芯将针管内可能的气管黏液清理掉，可以使活检标本更加准确。助手去除针芯，连接安装负压吸引注射器。穿刺后，术者必须注意保持穿刺针位置，不要因助手的操作而不小心改变针的位置，打开负压吸引器的三通阀，在超声图像引导下根据病变的范围移动穿刺针，可进行10余次的穿刺。如果负压吸引器内吸引出血液时，立即关闭负压吸引器，然后拔除穿刺针，内镜下进行止血处理。助手在术者进针时，也应将内镜轻轻推进，可使穿刺更加容易。穿刺针遇到软骨阻碍时，要稍微上下调节内镜，使穿刺针从软骨间隙通过。在没有足够清晰的内镜图像和超声图像引导下，绝对不能进行穿刺
操作后护理	1. 心理护理。由于患者对超声支气管镜检查的认知不足，检查前常常存在较重的心理负担，因此检查前应主动关心患者，向其介绍检查的全过程；同时认真听取患者的提问，给予耐心细致的解答，通过良好的语言、表情、态度和行为来消除患者的不良心理状态使其能积极配合检查 2. 保证各种检查设备正常工作，水囊无漏水、无气泡 3. 术中严格执行无菌操作原则，严密观察患者生命体征变化，有异常及时报告医生处理 4. 检查结束后，原则上安静休息 2 个小时，并监测血压及氧饱和度。2 个小时后，待咽部麻醉作用完全消失后方可进食水

第五节　气道狭窄置入气管支架术

气道的各种良恶性病变如气道内肿瘤、气管支气管内膜结核、气道外伤后肉芽肿或瘢痕狭窄、巨大甲状腺肿、气管软化、纵隔或食管肿瘤压迫气道等引起的气道狭窄，明显影响患者的生活质量，使患者出现气促、缺氧，在许多情况下因气道狭窄严重、同时痰多而稠厚或咯血，可突发引起气道近乎完全阻塞而致患者窒息，严重威胁患者生命。以前只能手术治疗或气管切开，但部分患者不适于外科手术，而内科药物治疗疗效欠佳。气道支架技术的创立与发展为治疗气道狭窄开辟了新的途径，有助于延长患者的生存时间和提高生活质量，为进一步治疗创造条件。

分项	内 容
操作前护理	1. 心理疏导：对患者和家属给予安慰及鼓励，向其介绍气管支架置入术治疗气道狭窄的目的、方法及安全性，使其消除顾虑，减轻心理压力，积极配合治疗。对家属要说明手术风险的可能性 2. 协助医生给患者行胸部 CT，明确病变部位、范围、狭窄程度与周围组织的关系。常规行心电图、肝肾功能以及凝血功能检查。再行纤维支气管镜检查（护理详见相关章节），进一步证实病变部位狭窄程度或肿瘤生长情况，以选择镍钛记忆合金支架的尺寸和麻醉方式 3. 物资准备：准备必要的抢救器械和药物，做好气管插管和其他辅助设备包括球囊扩张器、呼吸机等。另备卫生纸利于术中擦净痰液 4. 术前 4 小时，患者禁饮禁食。有活动性义齿者应取出 5. 遵医嘱常规用 2% 利多卡因 7~8ml 雾化吸入，对咽、喉、气管和支气管进行局部麻醉，必要时肌内注射阿托品 0.5mg
操作中护理	1. 患者取平卧位，行心率、血压、呼吸、血氧饱和度监测 2. 高流量吸氧，对血氧饱和度较低者加压给氧，使氧饱和度达 85% 以上 3. 建立静脉通道 4. 协助医生在电子支气管镜直视下置入镍钛记忆合金支架，适当调整并确定位置准确后才将支架完全释放，并退出推送器。必要时协助医生行球囊扩张术，使记忆合金支架完全打开并定型 5. 严密观察病情变化，注意神志、血氧饱和度、呼吸频率、心率、血压、面色等 6. 保持呼吸道通畅，及时擦净从口腔咳出的痰液，必要时吸痰 7. 如有出血：遵医嘱气道内滴入冰的肾上腺素 1mg 加 1% 利多卡因 5ml；高血压者气道内滴入冰盐水止血
操作后护理	1. 术后 2 小时绝对卧床休息，24 小时后根据患者情况逐步轻微活动 2. 氧疗：持续吸氧 2~3L/min，使血氧饱和度维持在正常范围 3. 病情观察：密切观察患者血压、脉搏、呼吸、有无咯血等情况，发现问题及时处理

续 表

分项	内 容
	4. 为减轻咽喉部或胸部疼痛不适，告知患者尽量少说话
	5. 遵医嘱用药，控制剧烈咳嗽，避免支架移位
	6. 促进排痰，保持呼吸道通畅，鼓励患者多饮水，必要时药物雾化吸入，以稀释痰液，指导其深呼吸行有效咳嗽，排出痰液
	7. 协助次日常规胸片检查，了解有无气胸、纵隔气肿等并发症
	8. 健康宣教：避免剧烈活动
护理诊断	1. 低效性呼吸型态：与呼吸道阻塞有关
	2. 活动无耐力：与气道狭窄导致机体缺氧有关
	3. 焦虑/恐惧：与患者对所患疾病的恐惧、缺乏对支架置入术的了解有关
	4. 舒适的改变——疼痛：咽喉部疼痛与纤维支气管镜通过喉部造成的损伤有关，胸痛可能与支架扩张气道后造成的不适有关
	5. 潜在的并发症：多常见异物感、咳嗽、感染和出血，也可能发生气道炎症、坏死、穿孔，支架移位，支架折断、塌陷，支架重新阻塞（肉芽组织或肿瘤组织）等
注意事项	术后 2 小时密切观察患者呼吸困难的状况有无改善

参 考 文 献

［1］葛均波，徐永健. 内科学. 第 8 版. 北京. 人民卫生出版社，2013.

［2］杨定峰. 药理学. 第 8 版. 北京. 人民卫生出版社，2013.

［3］万学红，卢雪峰. 诊断学. 第 8 版. 北京. 人民卫生出版社，2013.

［4］范秀英，陈志刚. 中西医结合内科疾病诊疗手册. 北京：中国中医药出版社，2008.

［5］陈灏珠，林果为. 实用内科学. 第 13 版. 北京：人民卫生出版社，2009.

［6］王有奎. 呼吸病中医诊治与调理. 第 2 版. 北京：人民军医出版社，2010.

［7］张孟. 内科护理学. 合肥：安徽科学技术出版社，2009.

［8］钟南山. 支气管哮喘——基础与临床. 北京. 人民卫生出版社，2006.

［9］姚彬. 呼吸道疾病急症的处理. 北京：人民出版社，2009.

［10］李泽庚，张念志. 呼吸病中医临床精要. 合肥：安徽科学技术出版社，2009.

［11］张伟华，张运剑. 呼吸内科速查. 北京：人民军医出版社，2008.

［12］王社芬，矫向前. 常见病种环节护理模式与实践. 北京：人民军医出版社，2010.

［13］叶文琴，王筱慧，张玲娟. 现代临床内科护理学. 北京：人民军医出版社，2009.

［14］王冉，赵建芬，耿春红. 内科疾病护理. 北京：科学技术文献出版社，2008.

［15］刘又宁. 实用临床呼吸病学. 北京：科学技术文献出版社，2007.

［16］王建荣，张稚军. 基本护理技术操作规程与图解. 北京：人民军医出版社，2008.

［17］王继华，刘小明. 护理常规分册. 长沙：湖南科学技术出版社，2009.

［18］李春燕，刘秋云. 实用呼吸内科护理及技术. 北京. 科学出版社，2008.